innenwelt verlag

Haftungsausschluss:
Die im Buch veröffentlichten Ratschläge und Übungen wurden von der Verfasserin und dem Verlag mit größter Sorgfalt erarbeitet und geprüft. Eine Garantie und Haftung kann jedoch nicht übernommen werden. Die Durchführung der im Buch enthaltenen Übungen erfolgt in Selbstverantwortung.

MIX
Papier aus verantwortungsvollen Quellen
FSC® C083411
FSC www.fsc.org

2. Auflage 2025
Umschlaggestaltung: Guter Punkt, München
unter Verwendung eines Motivs von
© Olena Ivanova / iStock / Getty Images Plus
Fotos im Buch, Porträt S. Schmidt: © Rosalie Kummer
Lektorat: Anne Petersen

info@innenwelt-verlag.de

www.innenwelt-verlag.de

Druck: CPI books, Leck
Printed in Germany
ISBN 978-3-947508-62-4

SABINE SCHMIDT

WENN DER **KÖRPER NEIN** SAGT

Vaginismus verstehen und heilen

Inhalt

Vorwort

Das Gemeinsame alles Lebendigen in unserem Universum ist Pulsation. Ausdehnen und Loslassen geschieht als rhythmische Bewegung, die wie der Atem jeglichem Leben zugrunde liegt.

Halten Sie einen Moment inne und fühlen Sie ihren Atemrhythmus oder den Puls des Blutes in Ihren Adern. Als Ausdruck von Leben begleiten diese Rhythmen beständig Ihren Weg, obwohl diese im Alltag meist nicht in Ihrem Aufmerksamkeitsfokus liegen.

Auch im weiblichen Liebesorgan gibt es eine Pulsationsbewegung – eine Eigenlebendigkeit im Gewebe des vaginalen Innenraumes, die im Alltagsbewusstsein meist nicht wahrgenommen wird.

Für manche Frauen beginnt die Wahrnehmung erst dann, wenn diese Pforte sich eigenmächtig verschließt und die Muskeln am Vaginaleingang einfach anspannen, ohne dass es willkürlich beeinflussbar ist. Obwohl die Frau vielleicht bewusst Ja sagt zu einer sexuellen Begegnung, sagt ihre Vagina ein klares Nein.

Wiederholt sich dies ein paar Mal, entsteht eine schwierige Schleife, die sich meist auf den Selbstwert als Frau auswirkt. Mit der Zeit vermeidet frau dann Situationen, wo dies geschehen kann und nicht selten ist es begleitet von Scham und der Überzeugung „Ich bin nicht richtig, so wie ich bin“. Dies kann Frauen in allen Lebensphasen betreffen, entweder schon als junge Frau vor dem „ersten Mal“ oder als reife Frau bis in die Wechseljahre hinein. Es kann sich lohnen diese Krisen zu nutzen und die Sprache des Körpers für einen Wachstums- und Reifeprozess im Leben verstehen zu lernen. Vor allem hilft es auch beim Navigieren im sexuellen und gesellschaftlichen Umfeld.

Wir leben in einem Zeitgeist der vielen Möglichkeiten und des Überwindens bisheriger Vorstellungen, wenn es um die eigene geschlechtliche Identität, Beziehungsgestaltung und sexuelle Liebe geht. Das Motto „Alles ist möglich und machbar" verspricht sexuelle Freiheit und im Internet finden wir Zugang zu vielfältigen Erlebnisformen. In der virtuellen Welt können wir uns neu erfinden und haben Zugang zu allem, gleichzeitig erhöht sich in der realen Welt das Bedürfnis nach Sicherheit und Grenzen. Angeregt durch die öffentliche Missbrauchsdiskussion werden neue Grenzen und Regeln aufgestellt.

Die „Sexpositive Bewegung" fordert gleiche sexuelle Rechte für alle und sieht Konsens und Safer Sex als Grundlage für jede sexuelle Begegnung. Konsens herstellen ist das explizite und bewusste Aushandeln einer beidseitigen Zustimmung für alles, was Menschen miteinander tun und schafft damit Sicherheit und Vertrauen. Eine sexpositive Haltung bewertet nicht was richtig und normal ist, sondern ermutigt jede*n Einzelne*n zu experimentieren und den eigenen authentischen Weg zu finden.

Auf der geschichtlichen Zeitlinie zwischen Tabu und Übersexualisierung schwingt das Pendel immer noch hin und her und es gibt ambivalente Strömungen. In öffentlichen Saunas sieht man immer mehr Menschen mit Badebekleidung, die das Bedürfnis haben sich zu bedecken. Auf der anderen Seite sind Schamhaare in vielen Kreisen ein „No-Go" und gleichzeitig – vielleicht auch mit der Sichtbarkeit – steigt die Zahl der Intimoperationen rasant. Unter dem Deckmantel der individuellen Selbstgestaltung entstehen häufig normierte Vulvas, die äußeren Lippen aufgespritzt und die inneren Lippen bis zur Unsichtbarkeit gekürzt – ein Bild, das auch durch die Mainstream Pornoindustrie transportiert wird. So fragen viele junge Mädchen beim ersten gynäkologischen Besuch, ob sie normal seien, da ihre inneren Lippen sichtbar sind. In diesem anspruchsvollen Feld müssen Jugendliche und Erwachsene in allen Lebensphasen sich orientieren und navigieren. Dabei hilft ein gut ausgeprägter Sinn für die eigene körperliche Wahrnehmung und das Vertrauen in die eigenen Körperimpulse.

Das Beste was Eltern ihren Kindern in der Begleitung der sexuellen Entwicklung mitgeben können sind Botschaften wie: „Vertraue deinem Körper und deinem Spüren – was tut dir gut und was nicht", „Du darfst deine Bedürfnisse kommunizieren, aber auch deine Grenzen und ein Nein ausdrücken", „Ich respektiere deine Grenzen und deinen Raum". So lernen Jugendliche ihrer inneren Wahrheit zu folgen und achtsam mit sich und anderen umzugehen.

Eine sexuelle Begegnung findet über Körperkontakt statt, von daher ist es so wichtig unseren Körper gut zu kennen und auch seine Sprache zu verstehen – sowohl im Selbstkontakt und der Selbstliebe als auch im Beisammensein mit anderen Menschen.

In meiner langjährigen sexualtherapeutischen Arbeit mit Frauen aller Altersstufen begegne ich dem Vaginismus immer wieder und freue mich nun sehr, dieses Buch all diesen Frauen empfehlen zu können. Sabine Schmidt gibt damit eine ganz konkrete Hilfestellung mit ihrer praktischen und körperorientierten Herangehensweise. Möge das Buch Mut machen sich auf den Weg zu einer entspannten und erfüllten Sexualität zu begeben und dranzubleiben.

Notburga Fischer

Paar- und Sexualtherapeutin, Autorin von „Reifestufen der sexuellen Liebe – Wie Herkunft prägt und intime Beziehungen (dennoch) gelingen", Innenwelt Verlag

Vorwort der Autorin

Ich bin aufgeregt und finde es etwas verrückt, dass ich mich entschieden habe dieses Buch zu schreiben, obwohl ich keine Autorin bin, sondern als Therapeutin mit körperorientierter Psychotherapie arbeite. Dass ich mich dennoch entschieden habe, dieses Wagnis einzugehen, verdanke ich den Frauen, die sich mir anvertraut haben. Allen Betroffenen möchte ich etwas an die Hand geben, das sie unterstützt bei ihrem Weg zu einer erfüllten Sexualität. Viele stehen den Symptomen hilflos gegenüber, ihnen fehlen Informationen, auch wenn es mittlerweile Bücher zu dem Thema Vaginismus und Schmerzen beim Sex gibt. Doch die Informationen, die in Büchern oder im Internet gefunden werden können, berücksichtigen häufig die seelischen und mentalen Aspekte dieses Phänomens nicht ausreichend.

Als Körpertherapeutin habe ich einen alle Ebenen umfassenden und verbindenden Ansatz. Der Krampf, die Blockaden sind ja nicht nur im Genitalbereich, sondern im ganzen Körper, in der Seele und im Denken. So ist u.a. die emotionale Aufarbeitung der persönlichen Biographie bedeutsam, um die Beschwerden verstehen zu können. In diesem Buch gehe ich auf die verschiedenen Aspekte des Vaginismus ein. Darüber hinaus gibt es umfangreiche und wirksame Übungen, die sich in meiner Praxis als hilfreich gezeigt haben. Es genügt meiner Erfahrung nach nicht, das Problem nur mechanisch lösen zu wollen. Es gilt zu berücksichtigen, dass die Ursachen des Vaginismus vielfältig und z.B. die zugrundeliegenden Ängste stark sind und es ein langsames Herantasten braucht, das sich der Komplexität des Phänomens achtsam widmet. Insbesondere die Ängste vor Schmerzen und die dadurch auftauchenden Gefühle von Überforderung und der daraus resultierenden Vermeidung gilt es zu beachten. Mit meiner Arbeit versuche ich die betroffenen Frauen zu ermächtigen, sich ihrem Körper, ihren Ängsten und Hoffnungen liebevoll zuzuwenden und so in ihrem eigenen Tempo ihre Verzweiflung hinter sich lassen zu können. Dazu braucht es Motivation, konkrete Aufklärung und Aufgaben.

Dieses Buch beinhaltet nur die wirklich relevante Theorie. Mein Fokus liegt auf praktischen Übungen, wie Körperübungen, Atemübungen, Desensibilisierungstraining, Selbstmassagen und Übungen zur emotionalen Aufarbeitung.

Ich habe dieses Buch für Frauen geschrieben, die mit Männern Sex leben wollen. Der Großteil gilt selbstverständlich ebenso für lesbische Frauen, denn Vaginismus verunmöglicht meist jede Form des Eindringens, ob mit einem Penis, mit den Fingern, einem Tampon und meist auch die Untersuchung bei der Frauenärztin.

Ich rate Ihnen, zunächst die Einleitung zu lesen. Ob Sie sich dann lieber mit der Anatomie oder direkt mit den Übungen beschäftigen wollen, können Sie nach Ihrem Gefühl entscheiden. Irgendwann haben Sie dann das Buch von vorne bis hinten durchgearbeitet.

Ich war nun also mutig und bin stolz, dass ich dieses Buch geschrieben habe, nun dürfen Sie mutig sein und sich mithilfe dieser Vielfalt an Übungen und Informationen Ihrem Körper und Ihrer Seele nach ihren Bedürfnissen widmen. Sie werden sehen, auch Sie werden stolz sein, wenn Sie sich dieser Herausforderung gestellt und Ihren Weg gefunden haben in eine erfüllte Sexualität.

Mir zuliebe will ich
mein Bestes geben und
meine ganze Kraft für mich einsetzen.

Einleitung

Bevor ich auf die verschiedenen Aspekte von Vaginismus eingehe, möchte ich kurz erklären, was Vaginismus ist und wie er sich zeigt. (Ab S. 20 gehe ich nochmals genauer auf Symptome und Ursachen ein). Als Vaginismus (oder auch Scheidenkrampf) bezeichnet man eine unwillkürliche, meist schmerzhafte Verkrampfung oder Verspannung der Beckenbodenmuskulatur im unteren Bereich der Vagina, teilweise auch der Oberschenkelmuskeln sowie der Dammmuskulatur. Dadurch erscheint der Scheideneingang eng oder wie verschlossen. Es ist ein nicht unterdrückbarer Reflex, der durch den Versuch einen Finger, ein Tampon oder den Penis einzuführen, ausgelöst wird. Betroffene Frauen sagen: „Es fühlt sich an, als sei die Scheide zu eng" oder „als ob das Jungfernhäutchen zu dick sei."

Wenn Sie eine der folgenden Fragen mit „Ja" beantworten, leiden Sie möglicherweise unter Vaginismus:

- Können Sie keine Tampons verwenden, weil Ihnen beim Einführen unwohl wird oder haben Sie das Gefühl, dass dieser nicht hineinpasst?
- Haben Sie Schmerzen bei der gynäkologischen Untersuchung, bzw. ist diese nicht möglich, weil Sie zu große Angst davor haben?
- Ist ein Aufnehmen des Penis nicht oder nur sehr schwer oder unter Schmerzen möglich?
- Haben Sie Angst vor einer Schwangerschaft und verkrampfen sich?

Schätzungsweise drei bis sieben Prozent der Frauen leiden unter

Vaginismus. Da das Thema sehr schambesetzt ist, gibt es eine hohe Dunkelziffer.

Die gute Nachricht ist: Vaginismus ist sehr gut behandelbar, die Erfolgsquote ist hoch, sodass Sie sich auf eine erfüllende Sexualität freuen können. Eine vollständige Heilung kann erreicht werden, unabhängig davon, wie lange die Beschwerden schon bestehen.

Und auch wenn der Weg bis dahin vielleicht etwas holprig sein kann, er lohnt sich. Sie brauchen eine Mischung aus Motivation und Durchhaltevermögen, um gut durch die Frustphasen, die es ganz sicher geben wird, hindurchzukommen. Aber es werden auch immer wieder kleine Fortschritte gelingen, die Hoffnung machen.

Die Beschäftigung mit Vaginismus ist eine echte Herausforderung, der es sich zu stellen gilt, es klappt nicht „einfach so". Denn der Körper hat sich etwas „Saublödes" angewöhnt, nämlich zu krampfen, sich eng zu machen oder mit Brennen oder ähnlichen Symptomen zu reagieren, wenn der Penis in die Vagina eindringen möchte oder während er sich in der Vagina bewegt.

Es braucht Zeit, viel Geduld und viel Mut, um dem Körper, dem eigenen Herzen und dem eigenen Kopf klarzumachen, dass es möglich sein wird, ohne diese Beschwerden Sex zu haben, und dass der Körper es wieder verlernen kann. Je mehr Energie und Zeit Sie dieser Herausforderung widmen, desto eher wird Ihr Körper bereit sein, etwas Neues zu lernen. Die Voraussetzung ist, dass Sie konsequent üben.

Im Laufe dieses Prozesses können seelische Schmerzen, Trauer und Wut auftauchen. Viele Frauen haben bisher mit niemandem über ihre Beschwerden gesprochen. Manche empfinden zu viel Scham, sich Unterstützung zu holen. Ohnmachtsgefühle sind vielen ein ständiger Begleiter. „Das klappt ja eh nie" ist ein typischer Gedanke. Frust und Scham darüber, als Frau nicht „normal" zu funktionieren, haben sich aufgebaut. Oft besteht die Sorge, dass der Partner sie verlassen wird und nicht bereit ist noch länger auf guten Sex zu verzichten. Oder es besteht keine Partnerschaft, weil sie wissen, dass sie das sogenannte „Normale" nicht geben können.

Mit all dem werden Sie sich auf Ihrem Weg zu einer erfüllenden Sexualität auseinandersetzen müssen. Sich diesem Prozess zu stellen, wird Sie aber als Person reifen lassen.

Jede Frau ist anders, jede Frau unterscheidet sich in ihrer Geschichte und jede braucht ihr eigenes Tempo. Meiner Erfahrung nach wird leider häufig versprochen, dass eine Verbesserung ganz schnell gehen kann, und wenn dem nicht so ist, erhöht es den Frust und die Ratlosigkeit.

Natürlich macht es einen Unterschied, ob die diversen Übungen, sei es das moderne Beckenbodentraining oder die Dehnung mit den Dilatoren etc. regelmäßig durchgeführt werden. Aber auch die Seele braucht ihre Zeit, um sich umzustellen, also bis die Ängste und der Widerstand weniger werden. Geben Sie sich die Zeit, die sie brauchen. Wenn Sie zwischendurch frustriert aufgeben, können Sie dennoch jederzeit wieder einsteigen und sich wieder neu motivieren. Es lohnt sich auf jeden Fall und Sie können es schaffen.

*Auch wenn Sie sich manchmal
überfordert fühlen und keine Lösung sehen
oder Angst haben –
es lohnt sich dranzubleiben.*

Die Übungen sind sorgfältig zusammengestellt. Wichtig ist dabei, je nachdem wo Sie sich mit Ihrem persönlichen Thema befinden, dass Sie sich fordern, aber nicht überfordern. Das ist oft ein schmaler Grat. Erlauben Sie sich langsam zu sein und den Übungsschritt, bei welchem Sie sich gerade befinden, so häufig zu wiederholen, bis Sie sich ganz sicher und entspannt damit fühlen. Gehen Sie erst dann weiter zum nächsten Schritt, zur nächsten Übung. Wenn Sie sich überfordern und denken „das“ müsste jetzt gehen, entsteht Frust. Sollte Sie eine Übung zum jetzigen Zeitpunkt nicht ansprechen, wählen Sie einfach eine andere, es gibt genug Auswahl.

Manchmal entstehen Pausen, sei es Motivationslöcher, Urlaub, viel in der Arbeit oder dass das Leben einen anderweitig fordert. Das ist ja normal. Wichtig ist es, dort wieder einzusteigen, wo es ein angenehmes bzw. relativ stressfreies Gefühl gab.

Die Übungen unterscheiden sich in folgende Kategorien:
. Wahrnehmungsübungen
. Dehn-, Entspannung- und Kräftigungsübungen des Beckenbodens
. Dehnübungen des Beckens, der Rück- und Innenseiten der Oberschenkel
. Energie- und Atemübungen
. Konkrete Übungen, um mit der Vagina Kontakt zu kommen und sich dann dem Aufnehmen langsam anzunähern
. Selbstmassagen
. Emotionale Aufarbeitung

Wenn ein Kinderwunsch besteht, ist einerseits der Druck noch stärker, andererseits kann es die Motivation erhöhen sich drum zu kümmern, weil das Ziel so klar und bedeutsam ist. Schauen Sie auch hier, dass Sie sich nicht zu sehr unter Druck setzen.

Sex hat etwas vom schwimmen lernen. Es gilt sich dem Körper neu anzuvertrauen. Er weiß, wie es geht, ohne dass Sie untergehen. Wie es ist, im Meer zu schwimmen, zu plantschen, sich zu vergnügen. Er kann sich hingeben.

Vaginismus ist eine Reaktion des Körpers, daher ist es mir wichtig über den Körper zu arbeiten. Sei es um Körperspannungen abzubauen oder um einen neuen Zugang zu den Gefühlen zu bekommen. Eine Sexualtherapie, die lediglich auf Sprechen ausgerichtet ist, kann meiner Meinung nach nicht die notwendige Tiefe erreichen, die es braucht, um an die Ursachen, die unbewussten Glaubenssätze oder der vielleicht der verklemmte oder abwertende Umgang mit Sexualität in der Familie zu kommen, die möglicherweise auch zu dem Problem geführt haben. Wie und was wir über Sexualität in unserer Kindheit und Jugend erfahren haben, ist wichtig, um den Ursachen des primären Vaginismus auf die Spur zu kommen.

Meine Generation ist ohne Internet aufgewachsen. Viele von uns haben sich die spannenden Informationen auf völlig anderen Wegen besorgt, als es heute der Fall ist. Für uns gab es damals Dr. Sommer aus der „Bravo". Er und sein Team waren für ganze Generationen wichtig.

Erinnern Sie sich, woher Sie Ihre Informationen über Sex bekommen haben?

Über das Internet sind unendliche Informationen über Sexualität allen zugänglich. Das ist einerseits gut und kann hilfreich sein, anderseits überfordert es leider auch häufig. Insbesondere Jugendliche oder junge Erwachsene schauen schon sehr früh Pornos, oft bevor sie selbst sexuelle Erfahrungen gemacht haben. Die Männer haben in den Filmen immer große, steife Penisse, die Frauen können und wollen immer, alles geht ganz schnell. Das macht zusätzlichen Druck und hat mit normalem Alltagssex meistens wenig zu tun. Und so entsteht ein falsches, überforderndes und verzerrtes Bild über Sexualität.

Die Aufklärung im Biologieunterricht widmet sich meist nur den anatomischen Fragen, also wo die Eierstöcke liegen und die Gebärmutter etc. Aber selbst relevante anatomische Kenntnisse zum Aufbau des Beckenbodens und seiner Funktionsweise oder der genaue Aufbau der Klitoris werden selten vermittelt. Dieses Wissen ist aber hilfreich, um den eigenen Körper zu verstehen.

Der Einstieg in Sexualität in der Pubertät ist nicht immer respektvoll mit den eigenen Grenzen. Viele Mädchen „machen mit", weil sie denken, dass die Jungs es so wollen. Sie übergehen sich dabei, auch um sagen zu können, dass sie ihr „erstes Mal" nun erlebt haben. Dieses erste Mal kann sehr prägend sein, aber es ist nie zu spät auch gute, korrigierende Erfahrungen zu machen.

Selbst FrauenärztInnen sind häufig relativ unwissend, wenn es um Vaginismus geht. Es ist immer wieder unglaublich zu hören, wie unsensibel sie reagieren, wenn Frauen sich an sie wenden (mehr dazu in den Erfolgsberichtn der Frauen). Manche Frauen haben so starke Ängste, dass ihnen schwindelig wird bei der Vorstellung sich beim Frauenarzt untersuchen zu lassen. Sie brauchen viel Empathie und Verständnis von ÄrztInnen. Erst wenn sie sich sicher fühlen, können sie den nächsten Schritt Richtung Untersuchung zulassen. Die Hürde ist groß.

Leider nehmen sich manche FrauenärztInnen nicht die Zeit, die Frauen in Ruhe zu beraten. Mir scheint, dass sie selbst manchmal ratlos sind, was sie den Frauen raten sollen. Kommentare wie: „Entspannen Sie halt mal“ oder „Trinken sie vorher ein Glas Rotwein“, sind kränkend und nicht hilfreich.

Aber es gibt immer mehr FrauenärztInnen, die gut und behutsam mit den Frauen umgehen und auch mehr TherapeutInnen, die sich zum Thema Sexualität fortgebildet haben, sodass mehr Frauen geholfen werden kann. Vor circa 18 Jahren konnte ich noch keine einzige Fortbildung dazu finden.

Bei den SexualtherapeutInnen gibt es unterschiedliche Herangehensweisen. Bei manchen wird gesprochen, bei manchen werden zusätzlich Körperübungen gemacht. Wenn Sie sich Unterstützung suchen, scheuen Sie nicht 2-3 TherapeutInnen zu einem Erstgespräch zu treffen. Es ist sehr wichtig, dass Ihnen nicht nur die Methode interessant vorkommt, sondern dass Sie sich mit der Person auch wohlfühlen. Seien Sie wählerisch, spüren Sie genau hin, zu welcher TherapeutIn es sie hinzieht. Kommt z. B. nur eine Frau in Frage oder können Sie sich auch vorstellen, mit einem Mann zu arbeiten? Es braucht Vertrauen, um sich mit den schambehafteten Themen nach und nach zu öffnen.

Mein Buch richtet sich vorwiegend an Frauen, die sich generell gesund fühlen und auch sind. „Nur“, dass der Körper selbstständig diese Verkrampfungen und Schmerzen macht.

Viele Frauen sind erleichtert, wenn sie nach intensiver Suche und langer Leidenszeit endlich die Fachbezeichnung Vaginismus gefunden haben und somit auch erfahren, dass es viele andere Frauen gibt, die davon betroffen sind.

Für manche ist die Diagnose aber auch ein Stressfaktor, da sie dann denken „Huch, ich bin ja echt krank". Auf Youtube gibt es das Interview einer jungen Frau, Tabea, die sehr mutig und offen über sich und ihre Beschwerden spricht. Es wurde in den ersten vier Monaten in 2021 über 800.000 mal geklickt.* Das zeigt, wie groß das Interesse ist. Youtube Videos unter den Stichworten Beckenboden der Frauen, Anatomie Klitoris und Beckenbodenübungen sind informativ – manche sind gut gemacht, manche weniger. Sie bringen mit Sicherheit neue Erkenntnisse. Trauen Sie sich und forschen Sie.

Ich hoffe und wünsche mir für Sie, dass Ihnen dieses Buch helfen wird auf Ihrem Weg und ich freue mich Ihnen hier meinen ganzen Erfahrungsschatz zur Verfügung stellen zu können.

In jeder Frau steckt unglaublich viel Kraft, vergessen Sie das nicht.

**Anmerkung des Verlags:*
Ein Interview mit der Autorin zu dem Thema (vor Erscheinen des Buches) wurde auf Youtube innerhalb der ersten vier Wochen 60.000 mal aufgerufen:
https://www.youtube.com/watch?v=FrREyCFAkN0

Was ist Vaginismus?

Wie bereits in der Einleitung erwähnt, wird unter Vaginismus (oder auch Scheidenkrampf) eine unwillkürliche, teilweise schmerzhafte Verkrampfung oder Verspannung der Beckenbodenmuskulatur (die Muskelspannung ist sehr hoch) im unteren Bereich der Vagina, teilweise auch der Oberschenkelmuskeln sowie der Dammmuskulatur verstanden. Dadurch erscheint der Scheideneingang eng oder wie verschlossen.

Es ist ein nicht unterdrückbarer Reflex, eine Überreaktion des Körpers, der durch den Versuch einen Finger, einen Tampon oder einen Penis einzuführen, ausgelöst wird. Die betroffenen Frauen beschreiben das Gefühl mit Worten wie: „Es fühlt sich an, als ob die Scheide zu eng ist" oder „das Jungfernhäutchen ist bestimmt zu dick".

Es ist, wie wenn der Körper Nein sagt.

Medizinische Standardtests für eine Diagnose von Vaginismus existieren nicht. Das ist einer der Gründe, warum Frauen teilweise jahrelang nach einer Erklärung für ihre Beschwerden suchen (siehe Erfolgsbericht von Sara* S. 133). Oft erhalten sie erst nach unzähligen Besuchen bei Ärzten und Therapeuten eine Diagnose. Diese wird gewöhnlich erst gestellt, wenn keine anderen Erkrankungen oder Gründe gefunden werden können, die die Schmerzen beim Geschlechtsverkehr erklären können. Oft ist Vaginismus nicht einfach klar abzugrenzen zu anderen Beschwerden und Erkrankungen.

* *Die Namen der Betroffenen, die von Ihrer Heilung berichten, wurden selbstverständlich anonymisiert.*

Da Vaginismus eine Kombination aus körperlichen und psychischen Symptomen ist, ist er für FrauenärztInnen nur schwer zu erkennen, zumal häufig keine organische Veränderung sichtbar ist.

Leider werden Frauen mit diesen Symptomen oft nicht wirklich ernst genommen und sind lange auf der Suche nach einer Frauenärztin, die diese Beschwerden erkennt und versteht. Laut einer amerikanischen Studie leiden drei bis sieben Prozent der gebärfähigen Frauen unter Vaginismus. Es gibt wohl keinen Unterschied der Kulturen. Das Beschwerdebild wird aber bekannter und die Informationen im Internet immer besser, sodass betroffene Frauen sich mittlerweile schneller eine Eigendiagnose stellen bzw. zumindest verstehen können, was sie vermutlich haben.

Raus aus der Angst, rein in die Kraft.

Die Intensität und Art der Beschwerden unterscheiden sich von Frau zu Frau. Generell wird zwischen zwei Formen des Vaginismus unterschieden:

Primärer Vaginismus besteht, wenn es nicht möglich ist, etwas schmerzfrei in die Vagina einzuführen. Er wird meist erst in der Pubertät oder als junge Erwachsene entdeckt.

Unter sekundärem Vaginismus wird die Form des Vaginismus verstanden, die erst später ausgelöst wurde. Es wurde schon ein „normales" Aufnehmen des Penis und Sexualität erlebt.

Es gibt unterschiedliche Grade der Beschwerdeintensität. Die folgende Liste kann Ihnen helfen, Ihre Beschwerden einzuordnen:

1. Sie haben Beschwerden beim Geschlechtsakt, die mit der Zeit nachlassen und irgendwann während des Geschlechtsverkehrs abklingen. Dabei handelt sich in der Regel nicht um Vaginismus, sondern eher um eine leichte Dyspareunie.

2. Sie spüren ein starkes Brennen mit einem Engegefühl bei jeglicher Penetration, das auch beim Sex nicht weggeht. Dies weist auf eine stärkere Dyspareunie oder auch Vaginismus hin.

3. Beim Versuch der Penetration tritt ein starkes Verkrampfen der Muskeln des Beckenbodens (evtl. krampfen und zittern auch die Beinmuskeln) auf, das Sie nicht verhindern können. Dadurch ist die Penetration sehr schmerzhaft oder unmöglich. Bei diesen Symptomen handelt es sich um Vaginismus.

Manche Frauen sind davon überzeugt, dass das Hymen zu stark ist, da sie sich ihre Beschwerden nicht anders erklären können und von Vaginismus noch nichts gehört haben. Wie kann unterschieden werden, ob es sich um Vaginismus handelt, oder ob es – was sehr selten vorkommt – um ein starkes Jungfernhäutchen geht? Die Symptome sind ähnlich und Aufklärung kann nur die Gynäkologin bringen. Das Häutchen ist von außen sichtbar, sie muss dazu also nicht in die Vagina rein, um das abzuklären.

Die Seele weint, der Körper spricht.

Neben dem Vaginismus gibt es die *Vulvodynie* und *Dyspareunie*, die oft im Zusammenhang mit Vaginismus auftreten. *Dyspareunie* (ein schwierig zu merkendes Wort) ist der Fachbegriff für alle Beschwerden und Schmerzen, die im Zusammenhang mit dem Eindringen in die Scheide empfunden werden. Die Missempfindungen können sich auf verschiedene Arten äußern z.B. durch Brennen, Stechen oder Jucken. Die Schmerzen treten entweder vor dem Geschlechtsverkehr auf, währenddessen oder danach.

Vulvodynie beschreibt chronische Schmerzen an den Schamlippen (Vulva), der Klitoris, Harnröhre oder am Damm. Die Schmerzen können z.B. als Wundsein, Brennen, Juckreiz oder wie ein Stechen empfunden werden. Meist ist äußerlich nichts sichtbar. Manche Frauen haben nur Schmerzen an einer bestimmten Stelle, aber häufiger am gesamten Scheideneingang.

Bei manchen Frauen tritt der Schmerz nur bei Berührung auf, bei anderen ist er ständig da. Enge Jeans werden dann als sehr unangenehm empfunden, Fahrradfahren ist teilweise unmöglich. Der Beckenboden ist meist stark verspannt, wie auch andere Muskeln im Körper. *Dyspareunie* und *Vulvodynie* lassen sich oft nicht klar trennen. (siehe Erfolgsbericht von Sara Seite 133)

In allen Fällen verhindern die Schamgefühle eine Behandlung. Seit der offiziellen Bezeichnung der Fachleute (DSM-5, 2013) werden die Diagnosen des nichtorganischen Vaginismus und *Dyspareunie* zusammen als *Genito-Pelvine Schmerz-Penetrationsstörung* (GPSPS) bezeichnet. Im Sprachgebrauch wird aber weiter Vaginismus benutzt.

Ursachen

Schmerzen beim Geschlechtsverkehr können verschiedene Ursachen haben. Sowohl chronische Harnwegsinfektionen als auch bakterielle, virale oder durch Pilze hervorgerufene Infektionen können zu den häufigsten Ursachen für die Entstehung von Schmerzen beim Geschlechtsakt gehören. Die Milchsäurebakterien, die im Vaginalbereich die Abwehrarbeit machen, sind manchmal geschwächt. Pilzinfektionen jucken mehr, als dass es brennt. Manchmal ist die Ursache für brennende Schmerzen, dass die Frauen zu wenig feucht sind. Ein Gleitmittel kann da Abhilfe schaffen. Und manchmal brauchen Frauen mehr Zeit für das Vorspiel, um die Erregung zu steigern, bis sie feuchter werden. Wenn das alles ausgeschlossen werden kann, ist die Wahrscheinlichkeit groß, dass es sich bei den Beschwerden um Vaginismus handelt.

Jeder Vaginismus hat seine ganz eigene Entstehungsgeschichte. In der Regel liegen keine körperlichen Ursachen wie Infektionen oder Entzündungen vor, die den Vaginismus auslösen. Oft wird er durch

Ängste, unangenehme und überfordernde Erfahrungen und seelische Erschütterungen ausgelöst. Oft kommen verschiedene Faktoren zusammen. Der Sturz eines Mädchens mit dem Fahrrad, bei dem ihr der Lenker ganz schmerzhaft ihr Genital verletzt hat, kann ein solch auslösender Moment sein. Ebenso sind Probleme in der Partnerschaft manchmal Teil der Ursache.

Viele Frauen sind unsicher, ob sie alles richtig machen, und haben Angst davor, dass der Penis zu früh reingleiten könnte. Manchmal spielen Scham, Ekel oder Trauer eine Rolle. Manchmal ist eine stressige Lebensphase oder eine Operation im Genitalbereich ein auslösender Moment, es kann auch die Menopause sein. Selbst in Zeiten der Pille gibt es noch die Angst, schwanger zu werden, und kann unbewusst Verspannungen auslösen. Sexueller Missbrauch war laut einer Studie mit 143 Betroffenen bei nur einer Frau die Ursache.

Sensible Frauen sind insgesamt mehr davon betroffen. Die Symptome gehen häufig einher mit anderen Beschwerden wie Schlafstörungen, Depressionen, Ängsten generell, Darmproblemen.

Frauen, die ein unklares Bild vom eigenen Geschlecht haben, stellen sich häufig vor, dass Ihre Vagina sehr eng – also zu eng ist und der Penis sehr groß – also zu groß ist. Es gibt also selbst heute, in unserem aufgeklärten Jahrhundert, noch viel Unwissenheit beim Thema Sexualität. Und das macht Angst und verunsichert. Fakt ist, dass wir Frauen ein Baby gebären können, das viel größer ist als ein Penis. Denn der vaginale Raum ist ein sehr dehnbarer und flexibler Innenraum. Der Körper reagiert also mit einer unbewussten Schutzreaktion. Die Ursache des Krampfes, der Spannungen liegen meist in der Seele.

Was wollen mir diese Symptome
über meine Weiblichkeit sagen?

Behandlungsmöglichkeiten

Grundsätzlich halte ich Heilsversprechen, wie manche sie aussprechen, nach denen Sex mit Eindringen innerhalb kürzester Zeit möglich sein soll, für unseriös.

Es gibt Ärzte, die Botox empfehlen. Aus meiner Sicht ist es nicht wirklich sinnvoll, mit Nervengift ein emotionales Thema lösen zu wollen. Darüber hinaus sind die genaue Wirkung und Nebenwirkungen m. E. zu wenig erforscht.

Alternativ gibt es betäubende Salben, die direkt vor dem Geschlechtsverkehr benutzt werden könnten, diese beheben aber nicht die Ursache des Problems. Sie werden laut einer Studie in der Regel als nicht wirklich hilfreich empfunden, ebenso wie Ultraschall, Akupunktur u. ä.

Manchen Frauen wird empfohlen zur Beruhigung eine Valium vor dem Geschlechtsverkehr einzunehmen. Ich finde solche Ratschläge respektlos, sie würdigen nicht den Leidensdruck der Betroffenen. Mit Biofeedback habe ich keine Erfahrungen, hörte aber, dass es helfen kann. Allerdings funktioniert es nur bei Frauen, die bereits etwas einführen können.

Ich bin davon überzeugt, dass es die Frauen mehr stärkt, wenn sie selbst den Weg aus dem Vaginismus finden.

Für sinnvoll erachte ich eine Sexualtherapie. Es kostet die Frauen meist große Überwindung, sich an eine Sexualtherapeutin zu wenden, aber ich rate Ihnen, ganz mutig zu sein und sich Unterstützung zu holen.

Da es auch darum geht die Einstellung zur eigenen Sexualität zu verändern ist eine Fachfrau meist sehr hilfreich. In der Therapie haben Sie einen sicheren Raum, in dem Sie Ihre Beschwerden, Ängste und Sorgen ausdrücken können. Sie haben die Möglichkeit mehr über Sexualität und die Anatomie zu erfahren und Ihre eigene Sexualität zu reflektieren. Sie bekommen Hausaufgaben z.B. für Körperübungen, um sich selbst und Ihren Körper besser kennenzulernen und wieder mehr entspannen zu können.

Wenn Sie nicht in eine professionelle Sexualtherapie gehen wollen (sich nicht trauen, nicht die finanziellen Möglichkeiten haben oder es in Ihrer Wohnortnähe niemanden gibt), können Sie dennoch an sich arbeiten. Mit meinem Buch möchte ich Ihnen gerne ein paar Ideen dazu geben.

Auch Beckenbodenphysiotherapie hat sich als sehr hilfreich erwiesen. Es gibt sehr gut ausgebildete Physiotherapeutinnen, die sich mit Vaginismus auskennen. Gute Beckenbodenphysiotherapie sind z.B. AG GGUP Physios und Tanzberger Konzept (Adresslisten hinten im Buch).

Frauen die nicht in einer Partnerschaft leben, können dennoch an ihrer Sexualität arbeiten und sich so auch auf eine kommende Partnerschaft vorbereiten. Es ist gut diese Zeit zu nutzen, weil sich dann nicht so ein Druck aufbaut, wie der neue Partner wohl damit umgeht, ob er Geduld hat, etc.

Entspannungsverfahren wie die *Progressive Muskelentspannung, Autogenes Training* und auch *Yoga* können helfen, ein besseres Körpergefühl zu bekommen. Auch Achtsamkeitskurse können hilfreich sein. Wichtig ist dabei, dass die Person, die den Kurs anleitet – ob live oder online – Ihnen angenehm ist.

Es geht auch darum,
mehr Wissen über Sexualität zu erlangen.

Dynamik des Vaginismus

Ein erlebter Scheidenkrampf, eine Scheidenenge löst eine Dynamik aus Verunsicherung und Angst aus. Obwohl Frauen manchmal Verlangen nach Geschlechtsverkehr haben, verhindert die Angst vor dem eventuell wieder auftretenden Schmerz, sich auf Sex einzulassen.

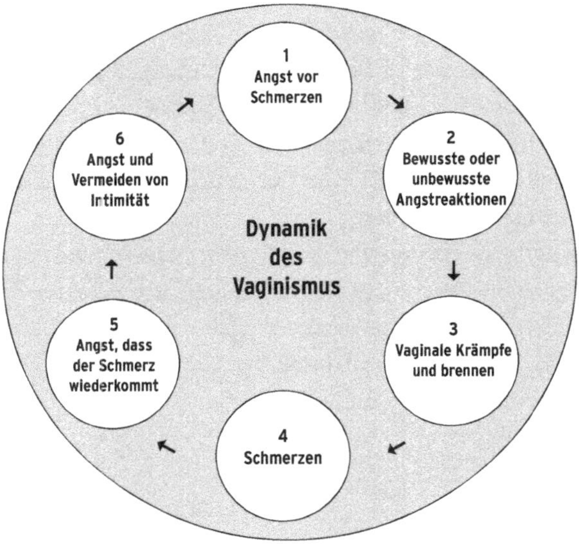

Die Dynamik des Vaginismus

Der erste Schritt aus dieser Dynamik heraus, ist, sich selbst und die Körperreaktion ernst zu nehmen. Sie erleben es als Einschränkung, als Schmerz, vermutlich auch als Frustration, weil Ihr Körper nicht macht, was Sie wollen. Vergessen Sie nicht: Die Reaktion Ihres Körpers ist eine Schutzreaktion.

Wichtig im Umgang mit den Beschwerden, Ihrer Frustration und vielleicht auch Ihrer Verzweiflung ist vor allem Hoffnung, Geduld und Offenheit. Hoffnung, dass es Ihnen gelingen wird, Ihrem Körper und Ihrer Seele zu erlauben, den Krampf zu lösen. Geduld für den intensiven Prozess, der vor Ihnen liegt. Und Offenheit, sich auf die abenteuerliche Reise einzulassen, die dieser Prozess bedeutet.

Sie sind nicht alleine, viele Frauen leiden unter ähnlichen Beschwerden und viele haben sie erfolgreich hinter sich gelasssen, auch Sie können das schaffen! Es gibt eine sehr gute Heilungschance, es braucht nur etwas Zeit und Energie ihrerseits.

Sich fordern, aber nicht überfordern.

Meine Erfahrung ist, dass die Frauen unterschiedlich lange brauchen und das ist völlig in Ordnung. Es ist, finde ich, wichtig, dass Jede in ihrem eigenen Tempo vorangeht. Die Erfahrungen und Ängste, die dazu geführt haben, sind ja auch sehr unterschiedlich. Manchmal braucht es etwas Mut und Überwindung sich damit auseinanderzusetzen, aber es lohnt sich auf alle Fälle.

Dieses Buch habe ich für Frauen geschrieben, die es (erst mal) alleine probieren wollen oder auch als Unterstützung/Begleitung in einem Therapieprozess. Aber wenn sie sich alleine überfordert fühlen, suchen sie sich unbedingt professionelle Hilfe.

Erfolgsbericht von Antonia, 51, Verlagskauffrau

Beim ersten Krampf war ich Anfang dreißig, auf der Suche nach dem Vater meiner zukünftigen Kinder und frisch verliebt in einen faszinierenden Mann. Wir waren zum ersten Mal intim und wollten vereinigt sein. Doch ich war blockiert. Das kam unerwartet, und ich war verwirrt und frustriert, plötzlich „unfähig" zu sein. Hemmungen oder gar Schmerzen beim Geschlechtsverkehr hatte ich nie zuvor gehabt. Ich wusste nicht, was „da unten" los war, und konnte mir die Blockade (so empfand ich es) nicht erklären.

Am Anfang hielt ich es für ein vorübergehendes Phänomen, das von selbst wieder verschwinden würde. Dass es das nicht tat, war unheimlich, denn ich konnte keine Ursache dafür erkennen, weder in der Vergangenheit (etwa einen sexuellen Übergriff) noch in dem Zusammensein mit dem erwähnten Mann, mit dem ich zunächst glücklich war. Der Krampf trat in unberechenbarer Weise immer wieder auf. Zwar war ein schönes Zusammensein gelegentlich möglich, aber nicht frei von Sorge und Unsicherheit, ob es klappen würde. Ein Gefühl der Unzulänglichkeit stellte sich ein, dass mein Selbstbild als Frau prägte. Sexuell empfand ich mich als dysfunktional und impotent. Was andere Frauen selbstverständlich auslebten, war mir verwehrt. Nach der auch sonst sehr wechselhaften Beziehung zu dem erwähnten Mann war ich einige Jahre allein und lernte dann jemanden kennen, bei dem die emotionale Bindung im Vordergrund stand. Sexuelle Harmonie spielte lange Zeit in meinem Leben eine untergeordnete Rolle.

Als ich mit Anfang vierzig (bisher kinderlos) nochmals daran dachte, Mutter zu werden, sprach ich das Phänomen, dessen Namen ich nach wie vor nicht (sicher) kannte, bei meiner Gynäkologin an, doch sie konnte bei den Untersuchungen kein Problem feststellen und reagierte tendenziell stutzig, geschweige denn, dass sie eine Diagnose stellte.

Als Hilfsmittel für die geplante Empfängnis bekam ich von ihr eine Art Spritze für das Sperma ausgehändigt. Im Nachhinein erstaunt es mich, wie wenig Aufklärung und Hilfe ich von schulmedizinischer Seite erfuhr. Zwar hatte ich zwischenzeitlich von dem Leiden Vaginismus gehört, doch die beschriebenen Symptome schienen mir weit gravierender zu sein, als es meine körperliche Blockade in ausschließlich sexuellen Situationen war. Zudem dachte ich, wenn es Vaginismus gewesen wäre, hätte meine Gynäkologin das sicherlich diagnostiziert. So nahm ich an, es handelte sich um ein zutiefst persönliches Handikap, mit dem ich vermutlich leben musste.

Den Plan mit der Mutterschaft ließ ich dann aus anderen Gründen fallen, doch aus heutiger Sicht frage ich mich, warum ich dem Phänomen nicht viel früher konsequent auf den Grund gegangen bin. Als ich mit 45 aus anderem Anlass ein halbes Jahr lang eine Psychotherapie machte, war die Blockade nach wenigen Wochen verschwunden und meine Libido meldete sich zurück. Die Therapie endete im Zerwürfnis mit dem Therapeuten und sofort danach war die Blockade wieder da. Mit 51 scheine ich den bei mir offenbar nur leicht ausgeprägten Vaginismus durch eine körperbezogene Therapie in wenigen Monaten überwunden zu haben. Die Ursache liegt nach wie vor im Dunkeln, allerdings könnte die schmerzhafte Abtreibung eine Rolle gespielt haben, die ich mit Anfang zwanzig unter nur örtlicher Betäubung durchführen ließ und die ich bewusst erlebte.

Vielleicht hat bei der Heilung geholfen, dass ich seit einigen Jahren fast täglich klassisches Hatha-Yoga praktiziere. Ich habe nun eine Beziehung, die sexuell ebenso unbeschwert wie erfüllend ist. Dies nach so langer Zeit (wieder) zu erleben, grenzt für mich an ein Wunder. Die Körpertherapie scheint auch mein Empfindungsvermögen gesteigert zu haben.

Ich habe die Lösung des Problems lange vor mir hergeschoben, auch, weil ich es mir schwierig vorstellte, jemanden zu finden, mit dem ich so intime Dinge besprechen wollte. Im Rückblick kann ich nur jeder Frau raten, Mut zu einer körperorientierten Psychotherapie zu haben und sich die sexuelle Freude zu ermöglichen. In unserer kopflastigen Gesellschaft werden körperliche Belange tendenziell gering geschätzt, sofern sie nicht unseren Einsatz als Arbeitskraft mindern. Doch der Körper kann uns viel Freude schenken und er ist klüger, als wir denken.

Anatomie

Die Klitoris

Zunächst eine kleine Geschichte zur Klitoris: Der holländische Arzt Reinier De Graaf (1641-1673) war einer der ersten, der Zeichnungen erstellte, wodurch die Anatomie der Klitoris bekannt wurde. Im 19. Jahrhundert veröffentlichte der Deutsche Georg Ludwig Kobelt (1894-1857) eine genaue Darstellung des Organs. Das Wissen darüber ging später leider verloren. Erst 1998 publizierte die australische Urologin Helen O'Connell ihre bahnbrechenden Untersuchungsergebnisse über die weitverzweigte tieferliegende Struktur der Klitoris und deren Funktionen. Zuvor wurde kaum zu diesem Thema geforscht, weshalb die anatomische Größe dieses weiblichen Organs vielen Menschen bis dahin unbekannt blieb (leider sogar Frauenärzten). Im Jahr 2005 veröffentlichte Frau O'Connell eine der ersten MRT-Aufnahmen der Klitoris.

Auch in den Biologiebüchern der Schulen wird die Klitoris erst seit kurzer Zeit richtig dargestellt.

Von wegen „nur" Perle: Die Klitoris ist viel mehr als nur der Kitzler, der sichtbar ist. Sie ist viel komplexer als lange angenommen. Wenn die Frau erregt ist, sammelt sich Blut in den beiden Schwellkörpern (auch Bulben genannt) der Klitoris, welche sich im Körperinnern befinden. Sie umrahmen die Harnröhre und die Vagina. Auch die Klitorisschenkel schwellen bei sexueller Erregung an. Laut Prof. Dr. D. Haag-Wackernagel sind diese ca. 4,5 cm lang. Parallel schwellen die Vulvalippen an und färben sich dunkler. Die Schleimhäute werden besser durchblutet und aus den Wänden der Vagina geben die Bartholindrüsen das Sekret in den Vaginavorhof ab.

Dadurch wird der gesamte Intimbereich feuchter und geschmeidiger.

Auch die Nervenstränge und Blutgefäße der Klitoris sind sehr viel zahlreicher als bisher angenommen. Jeder einzelne Abschnitt, vom Schwellkörper bis hin zu den Nerven, ist für den weiblichen Orgasmus zuständig, 90% der Klitoris liegt im Innern des Körper. Tausende von Nervenendungen machen sie hochempfindlich, daher ist es gut, dass sie von einer „Mütze" geschützt ist. Zum Vergleich: Auf der Peniseichel sind ebenfalls Tausende Nervenendungen. Die Klitoris hält also einige Überraschungen bereit – für Frauen, Männer und Ärzte.

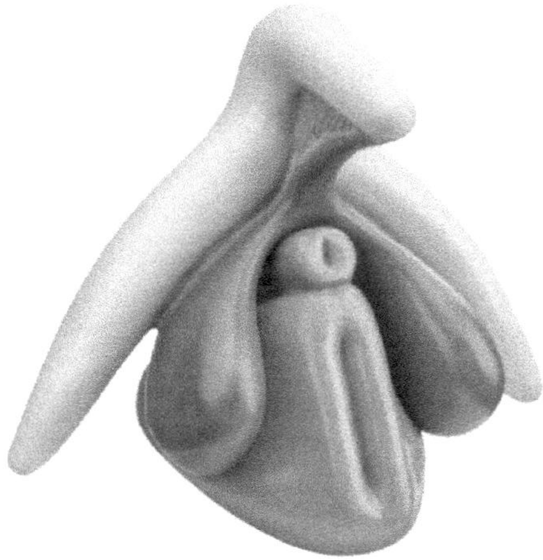

Abbildung des Modells „Clitoris Plus" mit freundlicher Genehmigung von Dr. Haag-Wackernagel, © KESSEL Medintim GmbH

Die Spitze (nur diese ist sichtbar) ist die Klitoriseichel, die Klitorisschenkel sind ca. 4,5 cm lang, die Bulben liegen über der Harnröhre und der Vagina. Die Form gleicht etwa einem Pferdesattel. Das Volumen des gesamten Organs wird bei Erregung vergrößert. Die untere, längliche Öffnung ist die Vagina, die kleine runde darüber die Harnröhre.

Die äußerlich sichtbare Klitoris-Eichel ist der empfindlichste Teil des Organs. Sie befindet sich in der obersten Region der inneren

Vulvalippen und wird von einer Vorhaut umschlossen. Diese ist, wie die Klitoris selbst, von Frau zu Frau unterschiedlich ausgeprägt.

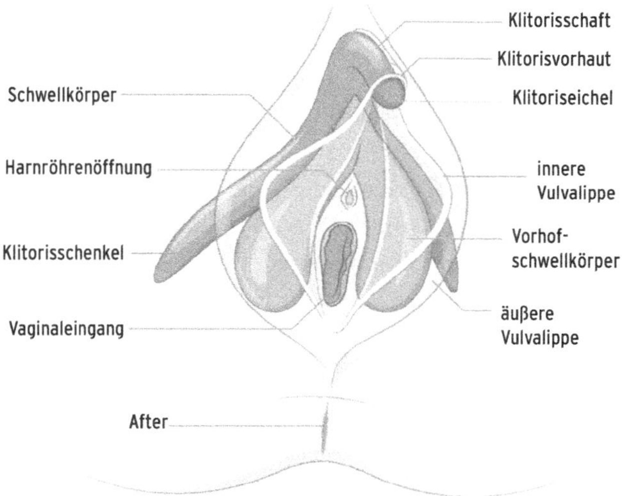

Aus: Natura Biologie 7-10, Ausgabe Rheinland-Pfalz ab 2022, S. 234
Mit freundlicher Genehmigung © Ernst Klett Verlag GmbH

Der vaginale Kanal ist kaum mit Nervenenden ausgestattet. Die rein vaginale Penetration spielt deswegen für viele Frauen für die Erzeugung der Lust eine untergeordnete Rolle. Durch vaginale Penetration wird aber immer auch die Klitoris stimuliert. Einige Forscher gehen davon aus, dass auch der sogenannte G-Punkt ein Teil der innenliegenden Klitoris ist.

Je mehr die Erregung steigt und je näher die Frau dem Orgasmus kommt, desto mehr schwillt die Klitoris mitsamt all ihren Teilbereichen an. Das kann eine Vergrößerung von bis zu 300 Prozent bedeuten. Es gibt also Ähnlichkeiten zwischen dem Penis und der Klitoris: Beide kennen einen weichen und einen erigierten Zustand. Zwischen klitoralem und vaginalem Orgasmus zu unterscheiden ist überholt, weil die Klitoris fast immer innerlich beteiligt ist.

Lange galt die Klitoris als das einzige Körperteil, das lediglich sexuelle Luststeigerung zur Aufgabe hat. Unterdessen haben Studien anderes bewiesen. Sie spielt auch bei der Fortpflanzung eine wichtige Rolle: Während des Orgasmus sendet sie Signale an das Gehirn, was unter anderem für eine Verbesserung des vaginalen Blutflusses sorgt, für eine erhöhte Lubrikation sowie eine veränderte Position des Gebärmutterhalses. Das wiederum begünstigt den Weg der Spermien zur Eizelle.

Die Empfindlichkeit der Klitoriseichel ist bei direkter Stimulierung individuell sehr unterschiedlich. Manche Frauen sind so empfindlich, dass sie eine direkte Stimulierung erst nach längerem Vorspiel und auch dann nur ein ganz zartes Streicheln als angenehm empfinden. Einige Frauen mögen den direkten Kontakt mit der Klitoris gar nicht, oder nur beim Verwenden von Gleitgel. Bei anderen Frauen hingegen wird die sexuelle Begegnung erst durch intensive reibende Berührung der Klitoris zum vollständigen Genuss. Was gerade „gut" ist, kann von Situation zu Situation unterschiedlich sein und sich auch während einer sexuellen Begegnung mehrfach ändern. Wurde die Klitoris zu stark gereizt, kann es sein, dass sie etwas wund wird. Das legt sich in der Regel aber innerhalb kurzer Zeit wieder.

Es geht um Selbstbestimmung, Freiheit und Genuss im Umgang mit dem eigenen Körper.

Die Vagina und die Vulva

Oberhalb der eigentlichen Vulva, unter der Schambehaarung liegt der Venushügel, eher unter Schamhügel bekannt. Er besteht aus einem ca. 2- 3 cm dicken Fettgewebe. Das Äußere der eigentlichen Geschlechtsorgane wird als innere und äußere Vulvalippen, Labien oder Genitallippen bezeichnet. Im Sprachgebrauch werden meist die Bezeichnungen „kleine und große Schamlippen" verwendet. Dieser Begriff ist etwas irreführend, weil die sogenannten kleinen, inneren und dünneren Schamlippen größer und länger sein können als die sogenannten „großen" bzw. äußeren Labien. Manche sind glatt, manche sind faltig. Wie bei allen anatomischen Merkmalen gibt es auch hier starke Unterschiede von Größe, Farbe und Form. Die äußeren, behaarten Vulvalippen schützen die Vagina.

Bei Frauen mit eher größeren inneren Vulvalippen besteht oft Unsicherheit, ob sie „normal" sind. Leider nehmen die Genitaloperationen aufgrund höchst eigenartiger Schönheitsideale zu. Frauen, die sich zu diesem Eingriff entschließen, riskieren dass manche erogene Zonen sich danach taub anfühlen bzw. unsensibel werden können. Manchmal gibt es aber auch medizinische Gründe. Diese liegen vor, wenn z.B. Fahrradfahren nicht möglich ist, weil es wehtut.

Dabei gibt es keine „normalen" Vulvalippen. Jede Vulva ist anders und in ihrer Einzigartigkeit schön. Es geht um die Selbstakzeptanz, dass die eigenen schön sind, so wie sie sind.

Natürlich - einzigartig - unterschiedlich.

Die Vagina ist ein ca. 10-13 cm langer Schlauch, der vom Vaginaeingang bis zum Eingang der Gebärmutter, dem Gebärmutterhals, führt. Sie ist aus elastischem Bindegewebe, das mit Muskelfasern durchsetzt und extrem dehnbar ist. Bei Erregung dehnt sie sich aus und wird länger. Einige Frauen spüren in der Vagina nicht viel, für andere sind manche Stellen angenehm und lustvoll, wenn sie stimuliert werden. Die Zervix, also der Gebärmutterhals, ist der Eingang zur Gebärmutter. Er ist mit dem Vagusnerv verbunden, der auch für Entspannung sorgt. Der vaginale Ausfluss ist normal, er reinigt die Vagina und hält ihr saures Milieu mit den Milchsäurebakterien aufrecht. Wenn Juckreiz oder ein unangenehmer Geruch vorhanden sind, kann dies ein Anzeichen dafür sein, dass das Scheidenmilieu sich verändert hat und Bakterien oder Pilze sich ausgebreitet haben.

Am Vaginaeingang ist das Hymen, auch Jungfernhäutchen genannt, oder der Rest davon zu sehen. Um den Hautkranz gibt es viele Mythen, er unterscheidet sich in Größe und Form, ist aber immer in der Mitte offen, nur so kann das Periodenblut abfließen. Manchmal reißt es beim ersten Geschlechtsverkehr ein und es kann zu einer minimalen Blutung kommen. Häufig hat es sich aber schon beim Sport oder einfach so geöffnet.

Bei Vaginismus haben manche Frauen das Gefühl, dass es am Hymen liegen könnte, dass sie sich unten so „zu“ fühlen. Es ist aber sehr selten so kräftig, dass es Beschwerden verursacht und operativ aufgeschnitten werden muss.

Der nach Herrn Gräfenberg beschriebene G-Punkt, der etwa drei bis fünf Zentimeter vom Vaginaleingang entfernt in der Vorderwand der Vagina liegt, wird von manchen Frauen als besonders sexuell erregbar empfunden. Für manche Frauen ist das nicht so, auch hier gilt: Wir sind alle unterschiedlich.

Wie Sie empfinden und was für Sie angenehm ist, können Sie für sich herausfinden. Der G-Punkt kann ertastet werden, wenn Sie Ihren Zeigefinder in die Vagina einführen und leicht Richtung Bauchdecke beugen. An der Fingerspitze spüren Sie dann eine etwas schwammige, manchmal etwas raue Zone.

Zervixschleim

Im Sprachgebrauch wird er als Ausfluss bezeichnet. Er wird von Drüsen im Gebärmutterhals gebildet und hat verschiedene Aufgaben. Er legt sich z.B. auch vor den Muttermund, sodass das Eindringen von Bakterien verhindert wird. Außerdem schafft er für eine mögliche Befruchtung ein optimales Klima in der Vagina. Der Zervixschleim verändert sich im Laufe des Zyklus und ist ein Indikator für fruchtbare und unfruchtbare Tage.

Übrigens: Zervixschleim ist kein Erregungsschleim und auch kein Ausfluss, der unangenehm riecht und auf eine Erkrankung (z.B. Pilzinfektion) hindeuten kann.

Unzureichende Befeuchtung der Scheide (Lubrikationsstörung)

Treten Schmerzen lediglich bei oder kurz nach dem Sex auf, ist manchmal eine unzureichende Befeuchtung der Scheide und damit eine mangelnde Gleitfähigkeit die Ursache. Scheidentrockenheit kann bei fehlender Erregung, Östrogenmangel nach den Wechseljahren, aber auch bei psychischen oder Beziehungsproblemen auftreten. Auch manche Medikamente können Scheidentrockenheit auslösen.

Scheidentrockenheit ist kein Anzeichen dafür, dass Ihr Körper nicht gut funktioniert. Wir Frauen sind einfach unterschiedlich. Um keinen Stress deswegen zu bekommen, ist es hilfreich Gleitmittel zu verwenden. Es gibt viele unterschiedliche Gleitgels, auf Silikonbasis oder auf Zuckerbasis. Wenn Ihre Haut sensibel ist, sollten Sie auf parfümierte Gleitmittel verzichten. Natürlicher ist es, biologisches Mandelöl zu benutzen. Dies ist allerdings beim Gebrauch von Kondomen ungeeignet, die dünne Latexschicht kann durch das Öl beeinträchtigt werden.

Auch wenn die Vagina und die Vulva bei einigen Frauen mit Scham verbunden sind und es Unsicherheiten wegen ihrem Aussehen und ihrem Geruch gibt, sollten Sie sie möglichst nicht mit viel Seife waschen. Sonst könnte die körpereigene Vaginalflora aus dem Gleichgewicht geraten. Die Vagina ist ein sich selbst reinigendes Organ, sie muss nicht ausgespült werden. Auch sogenannte Intimsprays sind unnötig.

Es ist seit einigen Jahren immer moderner geworden, dass Frauen sich die Schamhaare entfernen. Aus medizinischen Gründen haben die Haare jedoch einen wichtigen Zweck. Sie schützen vor dem Eindringen von Bakterien und Keimen in die Vagina und sorgen dafür, dass bei Bewegung weniger Reibung entsteht.

Wann denken Sie im Alltag
an Ihre Vulva und Vagina?
Spüren Sie manchmal hin,
um wahrzunehmen, wie es ihr gerade geht?

Der Beckenboden

Wenn Sie einen Luftballon aufblasen, können Sie den Beckenboden deutlich wahrnehmen. Oder wenn Sie auf der Toilette den Urinstrahl unterbrechen, auch da ist er spürbar. Dem Beckenboden wird sonst meist keine Beachtung geschenkt, erst wenn er nicht mehr gut funktioniert, bekommt er Aufmerksamkeit.

Er besteht aus drei Muskelschichten, sie sind in etwa Handteller dick und zwei Handteller groß. Er liegt im knöchernen Becken und besteht aus den folgenden Anteilen:

1. Äußere Beckenbodenschicht
2. Mittlere Beckenbodenschicht
3. Innere Beckenbodenschicht

Für Enddarm, Harnröhre und Scheide führen Öffnungen durch diese Muskelplatte durch (siehe Querschnitt nächste Seite). Jede der Schichten hat ihre eigene Aufgabe, sie arbeiten aber auch untereinander zusammen. Der Beckenboden bildet so ein stark verflochtenes Gespann aus Muskeln und Bindegewebsfasern.

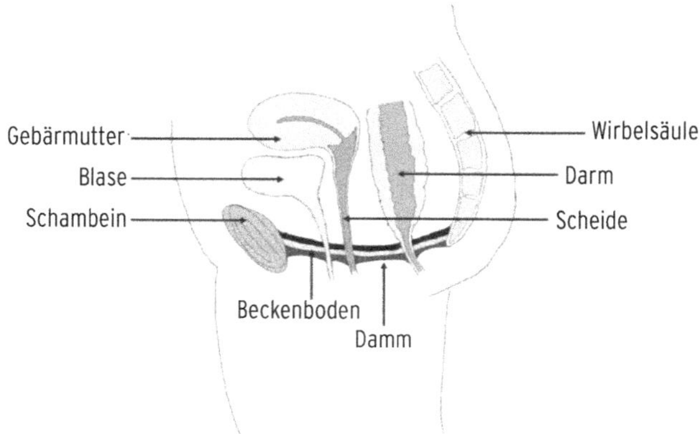

Querschnitt durch den unteren Bauchraum

Mit freundlicher Genehmigung von Annika Cost, https://ac-physio.de/

1. Die äußere Muskelschicht ist der Schließmuskel für die Harnröhre und den Darm/Anus. Wie eine Acht umrunden diese Muskeln die beiden Ausgänge. Die Vagina ist also mit eingebettet. Diese Muskelschicht lässt sich gut ansteuern. Sie ist uns vertraut durch Urinhalten oder -loslassen und beim Stuhlgang, wenn wir den Anusschließmuskel benutzen. Sie ist gut spürbar.

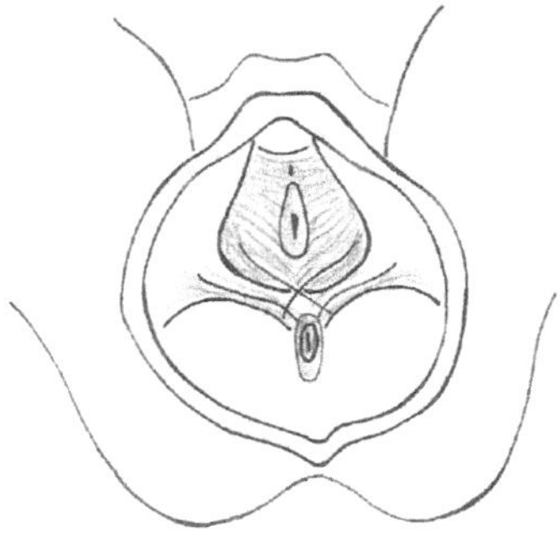

Die äußere Muskelschicht

Eine weitere Aufgabe dieser Schicht ist die Erregung, die Befeuchtung der Scheide und die Funktion der Schließmuskeln.
Frauen haben in diesem Bereich ungefähr 50.000 Rezeptoren und Männer ca. 10.000. Das erklärt, warum Frauen dort schmerzempfindlicher sind. Wenn diese Muskeln zu verkrampft sind, kann es zu Orgasmusstörungen, Schmerzen beim Eindringen bzw. Vaginismus kommen.

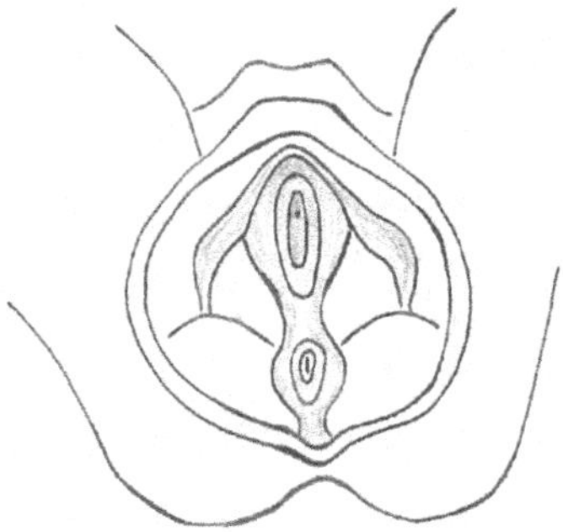

Die mittlere Muskelschicht

2. Die mittlere Muskelschicht liegt zwischen den Sitzbeinhöckern. Bis zum Schambein spannt sich ein Dreieck und umschließt die Harnröhrenöffnung und die Vagina bis zum Damm.
   Diese Muskelschicht ist dafür zuständig, das Becken in der richtigen Position zu halten. Sie ist am schwierigsten zu spüren. Beim Hüpfen, Husten, Lachen oder Niesen schwingt sie wie ein Trampolin mit, damit kein Urin tröpfelt. Sie ist auch für die korrekte Beinstellung mit verantwortlich, die Aufrichtung des Beckens und prägt das Gangbild.

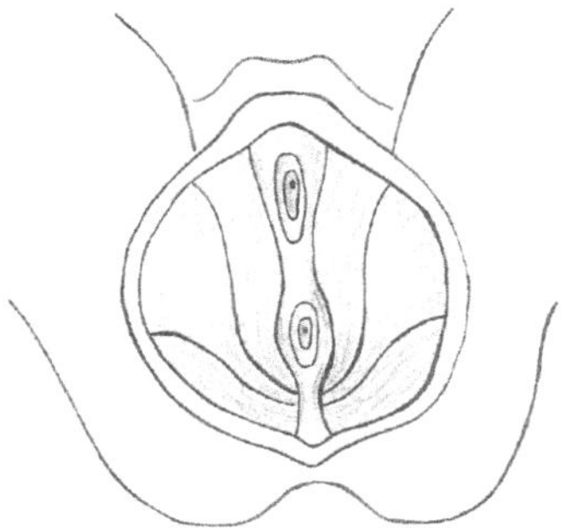

Die innere Muskelschicht

3. Die innere Beckenbodenschicht ist die wichtigste, stärkste und größte Muskelschicht. Sie besteht aus mehreren Muskelsträngen und bildet ganz innen eine ovale Schale. Durch die Fächerform wird größtmögliche Stabilität gewährleistet. Sie verläuft vom Steißbein bis zum Schambein und zu den Hüftknochen und kleidet das gesamte knöcherne Becken aus – wie eine U-Form. Sie trägt, schützt und hält die inneren Organe und hält uns aufrecht. Sie ist also das Fundament für eine aufrechte Haltung und es ist wichtig, diese zu trainieren.

Die innere Beckenbodenschicht ist über Faszien mit den Beinen, dem Rücken und dem Bauch vernetzt und hat so einen starken Einfluss auf unsere Körperhaltung und unsere Beweglichkeit. Beim Vaginismus ist dies eine der relevanten Muskelgruppen.

Die Vitalität, Geschmeidigkeit und Empfindungsfähigkeit all dieser Muskelgruppen zu steigern, führt dazu, dass das sexuelle Empfinden intensiver wird, weil die Nerven in diesem Bereich dadurch aktiviert und leitfähiger werden. Das Ziel ist ein flexibler und schwingender Beckenboden.

Der Beckenboden hat manchmal zu wenig oder zu viel *Tonus* (Spannungszustand der Muskeln), ist also zu angespannt. Das Gewebe zu duchbluten und den Beckenboden zu trainieren, ist eine Einladung, in die eigentliche Form zurückzufinden. Denn der Körper bekommt durch die Übungen Impulse, in sein natürliches Gleichgewicht zurückzufinden. Es gilt den Muskeltonus des Beckenbodens zu stärken, damit er wieder elastischer wird.

Entspannen – Dehnen – Kräftigen.

Da der Beckenboden eine zentrale Position im Körper hat, strahlt es weit aus, wenn er zu schwach oder zu verspannt ist. Dies kann von den Füßen, über die Knie bis nach oben in die Wirbelsäule und im Nacken Stress und Schmerzen bereiten. Wenn wir also etwas für den Beckenboden tun, tun wir etwas für den ganzen Körper.

Der Beckenboden und das Zwerchfell sind funktional eng verbunden. Immer wenn das Zwerchfell einatmet, bewegen sich die Organe etwas nach unten und in entspannter Form schwingt der Beckenboden ebenfalls leicht nach unten. Leert sich der Zwerchfellmuskel wieder, d. h. wenn wir ausatmen, schwingt der Beckenboden wieder nach oben. Sie können spüren, wie die Beckenbodenmuskeln alleine schon durch unsere Atmung aktiviert werden, wenn sie tief und entspannt ist. Um das wahrzunehmen, brauchen Sie etwas Zeit und Übung. Um diese Bewegung besser zu spüren, können Sie etwas ausprobieren: Nehmen Sie ein kleines Gästehandtuch, rollen es zusammen und legen es längs unter ihren Genitalbereich. So bekommt der Körper einen anderen Kontaktpunkt und Sie können leichter spüren, wo Sie hinatmen sollen. Es ist übrigens gut, Beckenbodenübungen immer mit Atemübungen zu kombinieren. Um ein Gefühl für den Beckenboden zu bekommen, können Sie auch einen Finger in die Vagina einführen.

Oder Sie halten beim Urinieren den Harnstrahl an. Dies ist eigentlich keine Beckenbodenübung, sondern eher eine Wahrnehmungsübung, um ein Gefühl für seine Funktion zu bekommen.

Einfach die nächsten Wochen, egal wo Sie gerade sind, z.B. im Bus oder am Schreibtisch, immer mal wieder die Aufmerksamkeit dorthin lenken.

Beim Aktivieren einzelner Beckenbodenschichten möglichst nicht die Gesäßmuskulatur oder die Adduktoren (innere Adduktoren sind die inneren Oberschenkelmuskeln, die äußeren Adduktoren sind die äußeren Oberschenkelmuskeln) mit anspannen.

Für eine Übung im Sitzen rollen Sie sich auf den beiden Sitzbeinhöckern nach hinten und ziehen das Schambein Richtung Bauchnabel. Legen Sie für diese „Kneifübung" Zeige- und Mittelfinger vorne an das Schambein und stellen sich vor, dass Sie Kirschkerne in die Vagina hineinsaugen. Spüren Sie der entstehenden Spannung im Beckenboden nach. Halten Sie diese Spannung für zehn Sekunden, bevor Sie wieder langsam loslassen. Oft ist der Beckenboden der betroffenen Frauen sehr verspannt und sie kennen ihren Intimbereich überhaupt nicht. Deswegen empfehle ich Ihnen, sich im Internet Filme anzuschauen, die in 3-D-Modellen die Anatomie zeigen. Es gibt mittlerweile gute Videos, die Informationen zu den weiblichen Geschlechtsteilen vermitteln.

Es gibt mittlerweile ganz besondere Frauen, die vermitteln, um was es alles gehen kann bei den weiblichen Geschlechtsteilen. Eine Sexualpädagogin z. B. stellt Modelle von verschiedenen Vulvas aus Ton her und bemalt sie. Bei den Aufklärungsfilmen von Hanna Krohn und Susan Surber werden für die Scheide Stoffmodelle oder andere Modelle benutzt, um einiges zu erläutern.

Ich würde Sie gerne ermuntern etwas zu suchen, das Sie anspricht. Wenn Sie sich bereit fühlen und Sie sich ein solches Video angeschaut haben, nehmen Sie sich Zeit und spüren Sie nach. Seien Sie ehrlich mit sich, wie das Erklärvideos auf Sie gewirkt hat. Ein bisschen Mut und Neugier braucht es vielleicht dafür und es ist völlig in Ordnung, wenn Sie sich – noch – überfordert fühlen. Also bitte übergehen Sie sich nicht, auch wenn Sie den Druck haben, dass es doch endlich vorangehen sollte.

Erfolgsbericht von Ina, 27, Filmemacherin

„Das ist ja eine klasse Idee!"
Nicht meine Worte, sondern die meines Partners, als ich ihm von Sabine Schmidts Vorhaben berichtete, ein Buch über Vaginismus zu schreiben. Ein gutes Jahr zuvor hatte ich meine letzte Therapiestunde gehabt und seitdem glücklicherweise nur sehr selten über die vielen Jahre nachgedacht, die ich mit primärem Vaginismus verbracht hatte. Im folgenden Gespräch wurde meinem Partner und mir bewusst, wie wenig gute deutschsprachige Literatur es zu dem Thema gibt. Und wie viele Beiträge, die uns begegnet waren, das Thema nur an der Oberfläche ankratzten. Fast könnte man denken, Vaginismus sei ein Randphänomen - dabei betrifft es im Schnitt jede 10. Frau! Wieso spricht niemand darüber?!

Aber von vorne: Mein Name ist Ina, ich bin 27 und Filmemacherin. Mein Vaginismus bereitete mir zum ersten Mal mit 20 Jahren Probleme, als ich meinen Partner kennenlernte und wir - nun ja - schlichtweg keinen Sex haben konnten. In meiner Jugend war ich zwar Tampons und Frauenarztbesuchen gekonnt ausgewichen, wäre aber niemals auf die Idee gekommen, dass tatsächlich eine ernsthafte Störung vorlag.

Von den ersten schmerzhaften und erfolglosen Versuchen, irgendetwas in mich einzuführen, bis zur Diagnose „Vaginismus" sollten jedoch vier sehr lange Jahre vergehen. Intimität und Sex - Themen, die eigentlich entspannen und Spaß machen sollten - waren die meiste Zeit ein purer Stressfaktor für mich. Sie lösten Anspannung aus, Angst vor Schmerzen, aber vor allem davor, als Partnerin zu versagen.

Egal wie sehr ich mich auch bemühte, ich konnte die Zustände nicht ändern, und das stellte die Beziehung mit meinem Partner immer wieder auf die Probe. Auch im Alltag verfolgte mich das Thema, ich entwickelte eine panische Angst vor Frauenarztbesuchen und beim bloßen Gedanken an Tampons wurde mir schwindelig.

Ich habe in dieser Zeit mich als Frau und das „Funktionieren" meines Körpers immer wieder verzweifelt infrage gestellt und es sind viele wütende Tränen geflossen. Überhaupt darüber zu sprechen war eine riesige Überwindung, und selbst meine Frauenärztin konnte mir nicht weiterhelfen. (Ein sonderbares Phänomen, das mir übrigens auch später bei anderen Gynäkologinnen begegnete. Eine Ärztin, die nur wenige Jahre älter war als ich, bestritt sogar, dass Vaginismus existiere - sie hat mich nie wiedergesehen.) Ich versuchte es auch bei einer Sexual- und Familientherapeutin, der nach meinen Schilderungen nichts Besseres einfiel, als die Schuld bei meinem Partner zu suchen. Es war zum Verzweifeln.

Meine Diagnose war dann im Grunde eine Selbstdiagnose, denn irgendwann hielt ich die passende Literatur in den Händen und fand mich dort zum ersten Mal mit meinen Beschwerden korrekt repräsentiert. Zu erfahren, dass es einen Namen für mein Problem gab, hat mir extrem geholfen. Ich konnte dazu recherchieren, es gab plötzlich Leidensgenossinnen und offenbar auch Lösungswege. Was allerdings blieb, war das Gefühl, eine Außenseiterin zu sein. Es war demütigend, sich in der Apotheke beim Bestellen von Dilatoren erklären zu müssen und mit dem Herrn von der Krankenkasse die Übernahme der Therapiekosten zu diskutieren. Überall war „Vaginismus" ein Fremdwort und obwohl es als Krankheitsbild anerkannt ist, ist man bei der Behandlung auf die Kulanz der Kassen angewiesen - die meist nicht vorhanden ist. Bedenkt man, wie sehr ein ausgeprägter Vaginismus das Alltags- und Privatleben und vor allem auch die psychische Gesundheit beeinflusst, ist diese mangelnde Anerkennung von Vaginismus einfach unfassbar!

Für meine Therapie, der ich mich durch mein Studium in teils sehr unregelmäßigen Abständen widmete, habe ich dann ca. zweieinhalb Jahre gebraucht. Es war eine Mischung aus Gesprächen, anatomischem

Lernen, Meditation und konkretem Beckenbodentraining, für das ich auch regelmäßig meine „Hausaufgaben" machen musste. In meiner Erinnerung sind diese zweieinhalb Jahre mit sehr unterschiedlichen Emotionen verbunden:

Hoffnung: Oft fühlte ich mich – insbesondere nach den Therapiestunden – bestärkt. Ich war das Problem angegangen und auch wenn die Fortschritte nur klein schienen, ich arbeitete nun auf ein Ziel hin. Ich konnte meine Erfahrungen mit meiner Therapeutin besprechen und hatte ihren Rückhalt.

Erleichterung: Irgendwann für mich zu erkennen, dass meine Störung offenbar keinen psychischen Hintergrund (wie z. B. ein Trauma) hatte, machte es für mich ebenfalls einfacher. Auch wenn Vaginismus immer mit vielen Emotionen und Sorgen verknüpft ist, und dadurch auch psychisch bedingt sein kann, ist es doch auch etwas, das sich durch regelmäßiges und konzentriertes Training behandeln lässt.

Gelassenheit: Mit meinem Partner konnte ich Intimität und Sex (ohne Penetration) nun zulassen, ohne mich dabei extrem zu stressen. Ich hatte durch meine Therapie einen Ausblick darauf, dass sich die Zustände mit der Zeit bessern würden, und mit dieser Perspektive lernte ich, mich auf andere Facetten von Sexualität einzulassen – und das zu genießen.

Geduld: In manchen Phasen, wenn es stressig im Job und im Studium war, konnte ich mir nicht so viel Zeit für mich und das Training nehmen, wie nötig gewesen wäre. Ich musste lernen, damit zu leben, geduldig mit mir zu sein und an manchen Tagen den inneren Schweinehund zu überwinden.

Mut: Die größten Erfolgsgefühle, aber auch Rückschläge, habe ich während des Trainings mit den Dilatoren erlebt – plötzlich wurden die Fortschritte, aber an schlechten Tagen eben auch die Rückschläge, direkt messbar. Innerhalb relativ kurzer Zeit war ich an einem Punkt, den ich nie erwartet hätte zu erreichen.

Worüber ich bis hierhin noch nicht geschrieben habe, ist die Beziehung zu meinem Partner, mit dem ich die komplette Reise gemacht habe – und immer noch zusammen bin. Wie dankbar ich dafür bin! Auch wenn wir beide auf die Erfahrungen mit dem Vaginismus gut und gern hätten verzichten können – sie haben doch unsere Beziehung geformt und gestärkt. Vier Jahre zusammen zu sein, ohne zu wissen, was los ist, und auch gemeinsam die Zeit der Therapie zu bewältigen, erforderte enorme Geduld, ein riesiges gegenseitiges Verständnis und eine gute und ehrliche Kommunikation von beiden Seiten. Ich erinnere mich, dass wir jeden kleinen gemeinsamen Erfolg gefeiert haben und mein Partner mich aufbaute, wenn ich Rückschläge erlebte. Ich bin ihm dankbar für seine Unterstützung – es hat sich für uns beide gelohnt! Auch Freundinnen habe ich mit der Zeit in meine Vaginismus-Erfahrungen eingeweiht und von mindestens einer weiß ich, dass sie danach endlich auch sich selbst diagnostizieren konnte.

Ich schreibe zwar von zweieinhalb Jahren Therapie, glaube aber, dass die Reise als Vaginismusbetroffene vermutlich nie ganz vorbei ist. Das klingt anstrengend, ich meine es aber positiv, denn für mich bedeutet es, immer wieder gut in mich reinzuhören, meinen Körper zu respektieren und geduldig mit mir zu sein. Ich fand es wahnsinnig bereichernd, dass ich durch meine Therapie quasi gezwungen wurde, mich mit mir, meinem Körper und meiner Sexualität ganz genau auseinanderzusetzen. Seitdem lerne ich immer wieder dazu.

Heute bin ich einfach sehr glücklich darüber, dass der Vaginismus an Tagen, an denen ich nicht gerade einen Beitrag darüber schreibe, zum Glück gar kein Thema mehr ist! Sex kann endlich „selbstverständlich“ passieren – oder manchmal eben auch nicht, und dann ist das okay. Und noch wichtiger: Er macht Spaß! Tampons machen meine Periode angenehmer.

Meine (neue) Frauenärztin und ich feiern und wertschätzen jede erfolgreiche Untersuchung. Und ich konnte mich sogar - was mir früher unvorstellbar erschien - mit der Verwendung eines Diaphragmas anfreunden.

Wenn mein Partner und ich nun zusammen auf diese letzten Jahre zurückblicken, stellen wir uns immer noch eine große Frage: Im Grunde haben wir alles, was wir brauchen, um Vaginismus anzugehen - das Wissen, die Behandlungsmethoden, die Therapeutinnen. Also: Wieso hat es für mich vier Jahre (und für andere Betroffene noch viel länger) gedauert, um zu erfahren, was mit mir los ist? Was wir ganz dringend benötigen, ist eine offene Kommunikation über Vaginismus und alles, was damit zu tun hat: Aufklärungsbücher wie dieses hier, eine starke Präsenz der Therapeutinnen und Plattformen zum Erfahrungsaustausch. Lasst uns darüber reden, angstfrei, laut und offen - denn nur so können wir dieses wichtige und verbreitete Thema aus der Tabu-Zone holen, betroffenen Personen eine Perspektive geben und uns gemeinsam da durch helfen - ob als Betroffene, PartnerInnen oder Angehörige!

Emotionale Aspekte

Da die Ursachen des Vaginismus häufig emotionaler Natur sind, gilt es, sich den eigenen Emotionen zu widmen. Es geht im weitesten Sinne darum, dass Sie ein neues Liebesfeld für sich selbst kreieren und lernen sich wieder selbst mehr zu vertrauen. Ich vermute, Sie kennen das Gefühl, mit sich unzufrieden zu sein und an sich zu zweifeln, ob Sie eine richtige Frau sind. Sie halten sich vielleicht für nicht „normal", weil Sie nicht „richtig" mit einem Mann (oder einer Frau) schlafen können. „Stell dich nicht so blöd an" o. ä. Gedanken kennen Sie sicherlich. Und vor allem wohl die Frage: Was stimmt nicht mit mir?

Um diesem negativen Gedankenkarussel zu entkommen, brauchen Sie wieder eine positivere Einstellung zu sich selbst. Wenn Sie erforschen wollen, was die Ursache Ihrer Beschwerden sein könnten, wäre es gut, wenn Sie sich mit sich selbst konfrontieren und wahrscheinlich neue Dinge ausprobieren. Es braucht Ihr Engagement, Ihr Durchhaltevermögen und starke Willenskraft. Um die Liebe zu sich selbst zu vertiefen, brauchen Sie außerdem Raum, Zeit und Entschlossenheit.

Das Beeindruckende ist, dass es möglich ist, sich aus Ihren Beschwerden und Schmerzen heraus zu entwickeln. Denken Sie daran: Heilung ist möglich! Also raus aus der Komfortzone und mutig rein ins Abenteuer!

Ich will alles tun,
was in meiner Macht steht,
um das zu bewältigen.

„Es braucht emotionale Erfahrungen, ein Verweilen im positiven Gefühl und Wiederholungen, um neue neuronale Verknüpfungen entstehen zu lassen. Das ist aus der Gehirnforschung bekannt. Durch die Kraft bewusster positiver Alltagserfahrungen, kann das Gehirn verändert und das Leben spürbar verbessert werden. (Rick Hanson, 2013, Denken wie ein Buddha). Die bewusste Erforschung des gegenwärtigen Moments, das Hinspüren des positiven Gefühls und die Wahrnehmung des Positiven, lässt Sie mehr entspannen und so entsteht die Bereitschaft sich weiter für Neues zu öffnen."

Mit freundlicher Genehmigung von Bettina Specht, aus: Journal der Gesellschaft für Biodynamische Psychologie/Körperpsychotherapie, 2021

Ihre Stärken

Was sind Ihre Stärken, um mit dieser Situation umzugehen bzw. um sich da herausentwickeln zu können? Schreiben Sie alles auf, was Ihnen einfällt. Befragen Sie ggf. Ihren Partner, Ihre Freundinnen, Ihre Eltern oder andere Vertraute, was diese als Ihre Stärken ansehen. Malen Sie sich ein Plakat mit Ihren Stärken und hängen Sie es gut sichtbar auf, damit Sie immer wieder daran erinnert werden.

Versuchen Sie diesen Entwicklungsprozess als ein persönliches Trainingslager zu sehen. Wenn Sie wollen, können Sie ein Intensivtraining z. B. über zwei Monate daraus machen. Das heißt, sich jeden Tag 30 Minuten Zeit zu nehmen, z. B. für Körperübungen, Dilatorentraining und was sonst noch im Buch erläutert wird.

Nach zwei Monaten werden Sie an einem ganz anderen Punkt stehen als heute. Wenn 30 Minuten täglich unrealistisch sind, weil Ihre Lebensrealität anders ist, nehmen Sie sich so viel Zeit, wie Ihnen möglich ist. Wie bei allem, was neu gelernt werden will, ob es eine neue Sprache, ein Musikinstrument oder eine neue Sportart ist, braucht es Übung, viele Wiederholungen und einen guten Umgang mit Frust, wenn etwas nicht klappt. Wir werden belohnt mit Freude, etwas neu zu entdecken und zu entwickeln. Je mehr Zeit und Energie wir investieren, desto flotter geht es voran.

Dialog mit Ihrem 10-jährigen Ich

Was würde wohl Ihr inneres kleines Mädchen (wenn Sie sich vorstellen, dass sie 10 Jahre alt ist) auf diese Fragen zu ihrer Vagina antworten? Setzen Sie sich mit geschlossenen Augen in Ruhe hin und atmen Sie einige Male tief durch.

. Wenn Deine Vagina reden könnte, was würde sie sagen?
. Wenn sie sich Kleidung anziehen würde, was wäre das?
. Woran erinnert sie Dich?
. Was ist ganz besonders an ihr?
. Nach was riecht sie denn?

Und schreiben Sie Ihre Antworten dann auf, am besten bevor Sie weiterlesen.

Mögliche Antworten sind:

. Sie sagt: Ich bin ganz toll.
. Ich mag einen roten Pulli anziehen.
. Sie erinnert mich an eine Schatztruhe.
. Sie ist so wunderschön, wie eine Muschel. die ich am Strand gefunden habe
. Und sie riecht wie der Wald.

Diese Informationen können Ihnen helfen einzuschätzen, wo Sie momentan stehen.

Mit Ihrer Freundin sprechen

Da häufig so viel Scham besteht über diese Beschwerden, vermeiden viele Frauen mit anderen darüber zu sprechen. Manche haben es noch nie jemandem erzählt. Um aus diesem Tabu herauszukommen, lade ich Sie als Experiment zu folgender Übung ein:

Nehmen Sie zwei Stühle und stellen Sie sich vor, dass Ihre beste Freundin (oder eine andere wichtige Person, der Sie vertrauen) Ihnen gegenübersitzt. Erzählen Sie Ihr, wie es Ihnen geht, was Sie alles schon beim Thema Sex erlebt haben. Was Ihre Ängste und Sorgen sind, Ihre Erfahrungen, die Sie traurig und wütend machen. Vielleicht gibt es eine Vorfreude, was sind Ihre Sehnsüchte?
Vielleicht trauen Sie sich dann auch, es einer Freundin wirklich zu erzählen.

Mit Ihrer Mutter sprechen

Nun setzen Sie Ihre Mutter auf den Stuhl. Was hat Ihnen Ihre Mutter über Sexualität vermittelt? Wie waren die Botschaften über Sex? Hatten Sie den Eindruck, dass Ihre Mama Sex mag? Haben Sie mitbekommen, dass Ihre Eltern gekuschelt oder sich geküsst haben? Wie war das für Sie? Wurden Sie von Ihrer Mutter unterstützt, als Sie entdeckten, dass Ihre Brüste anfingen zu wachsen, die Schamhaare wuchsen und die Schamlippen sich veränderten?

Persönliche Biografie

Legen Sie sich ein Tagebuch zum Thema „Meine Sexualität“ an. Kaufen Sie sich ein schönes Buch und einen Stift, der Ihnen Freude macht und mit dem Sie gerne schreiben.
Wie ist Ihre persönliche Biografie der sexuellen Entwicklung? An

was können Sie sich noch erinnern? Schreiben Sie alles rein, was Ihnen einfällt, auch was sich an Gedanken wiederholt. Vielleicht haben Sie den Impuls sich mit Ihrem Tagebuch hinzusetzen und sich alle Fragen auf einmal zu beantworten, vielleicht picken Sie sich erst ein oder zwei Fragen heraus.
Neben den Antworten auf die Fragen hat alles Platz, was Ihnen in den Sinn, in die Erinnerung kommt. Meist tut es gut, sich Zeit dafür zu nehmen und es „häppchenweise" zu machen.

. Wie wurde in Ihrer Kindheit mit Körperlichkeit umgegangen?
. Was haben Sie von der Sexualität Ihrer Eltern mitbekommen? Welche Gefühle hat das bei Ihnen damals ausgelöst?
. Was haben Sie von der Sexualität von z. B. den Geschwistern mitbekommen?
. Wie frei waren Ihre Eltern oder die Personen, bei denen Sie aufgewachsen sind?
. Was wurde Ihnen über die Genitalien vermittelt?
. Wie war die Stimmung im Elternhaus, wie wurde mit dem Thema umgegangen?
. War die Stimmung schambesetzt?
. War die Stimmung „zwanghaft" offen? War es z. B. normal, dass sich alle im Bad nackt begegnen und Schamgrenzen nicht akzeptiert oder belächelt wurden.
. Kennen Sie sogenannte Doktorspiele aus Ihrer Kindheit? Wie fühlten Sie sich damals damit?
. Wurde Ihnen vermittelt, dass es „da unten" schmutzig ist und häufig gewaschen werden muss?
. Haben Sie sich als Kind mit dem Spiegel „da unten" angeschaut?
. Was war im Biologieunterricht in der Schule? Wie genau wurde etwas erklärt?
. Wer hat Sie aufgeklärt? Konnten Sie mit Ihrer Mutter darüber sprechen? Gab es eine andere vertraute Person?
. Wie war Ihre Pubertät?
. Gab es überfordernde Situationen?

- Wie alt waren Sie und wodurch haben Sie Infos über Sex bekommen?
- Wie alt waren Sie ungefähr, als Sie das erste Mal sexuelle Erregung gespürt haben? Was war der Auslöser?
- Wenn Sie sich selbst befriedigen: Wie alt waren Sie ungefähr, als Sie die Selbstbefriedigung entdeckt haben?
- Wann waren Sie das erste Mal bei einer Frauenärztin? Wie war das?
- Wie war der erste Kuss?
- Wie war es, das erste Mal verliebt zu sein? Welche körperliche Nähe gab es damals?
- Hatten Sie in der Pubertät einen ersten Freund? Wie waren Ihre Erlebnisse mit ihm?
- Wie fühlten Sie sich mit Ihren ersten sexuellen Erlebnissen?
- Kennen Sie es, Lust zu spüren? Was machen Sie dann damit?
- Sind Sie neugierig, mehr über Ihre eigene Anatomie zu verstehen? Trauen Sie sich, sich weiter zu informieren? Oder kommen Sie dabei in Stress?
- Welche Geschichten/Erfahrungen kennen Sie von Ihren Freundinnen zu deren „erstem Mal"?
- Was ist Ihr Ziel, das Sie erreichen wollen?
- Was ist das schönste sexuelle Gefühl, was Sie bisher erlebt haben?

In diese Erlebnisse und Erinnerungen einzutauchen kann viele Gefühle auslösen. Versuchen Sie, diese möglichst zuzulassen und sie auch gleich in Ihr Tagebuch hineinzuschreiben.

Auf welche Art von Sex haben Sie keine Lust, sodass Ihr Körper ihnen diese „Botschaft“ schickt? Was möchte er Ihnen erzählen? Wie können sie ihm achtsam zuhören, ihn ernst nehmen?

Wenn Ihr Körper Ihre Lehrmeisterin wird, finden sie heraus, was es neu zu lernen gibt. Was ist Ihre Vermutung/Ihr Gefühl, was dazu beigetragen hat, dass sie dieses Problem haben? Fordern Sie sich, aber überfordern Sie sich nicht. Achten Sie gut auf sich.

Ihr Angstbild

- . Was ist das große Schreckensbild, das passieren könnte, wenn der Penis in sie reingleitet?
- . Was ist Ihre konkrete Angst vor Sex?
- . Welche Botschaften sind darin erkennbar?

Es ist wichtig, sich mit diesen Fragen zu beschäftigen, um den Widerstand zu verstehen, den Ihr Körper ausdrückt. Können Sie sich vorstellen, dies als Energiebild zu malen? Z. B. mit bunten Acrylfarben und einem großen Blatt Papier oder auf Leinwand. Falls Ihre Antwort auf diese Fragen Ja ist: Malen Sie am besten mit den Fingern, vielleicht auch mit geschlossenen Augen. Oder nehmen Sie einen dicken Pinsel. Bevor Sie beginnen, versetzen Sie sich noch mal in Ihren inneren Stress.

Es geht nicht darum, ein schönes Bild zu malen, das ist unwichtig, besonders wenn Sie für sich abgespeichert haben, dass Sie nicht malen können. Es geht darum auszudrücken, welche Gefühle in Ihnen stecken und diese rauszulassen.

Wenn Ihre Zukunftsgedanken Ihnen Angst machen, ist es wichtig, sich immer wieder in die Gegenwart zurückzuholen. Das wird sie erleichtern und es könnte interessant sein, was für ein Bild dabei entsteht. Etwas später können Sie dann mit der gleichen Haltung und Technik ein Wunschbild von Ihrer Sexualität malen.

Ihre Ambivalenz

Sie spüren sicherlich in sich eine Ambivalenz. Ein Teil in Ihnen will weiterkommen, er möchte es schaffen, und der zweite Teil hat Ängste, wie das gehen soll und was passieren könnte. Nennen wir diese Anteile mal:

„Frau Mut" - sie ist die Mutige, Zuversichtliche und voller Motivation.
„Frau Vorsicht" - sie ist die Bremserin, Vermeiderin und voller Zweifel.

Um die beiden genauer kennenzulernen, gehen Sie wie folgt vor:

. Sie stellen sich zwei Stühle mit etwas Abstand gegenüber und stellen sich vor, dass Frau Mut und Frau Vorsicht sich gegenübersitzen.
. Dann setzen Sie sich auf einen der beiden Stühle. Folgen Sie Ihrem Gefühl, mit welchem Anteil Sie beginnen wollen.
. Lassen Sie sich atmen, spüren Sie nach, wie Ihre Atmung Ihren Körper bewegt und lassen Sie sich mit diesem Anteil in Kontakt kommen.
. Wie fühlen Sie sich? Was passiert im Körper?
. Wie argumentiert dieser Teil?
. Was sind die Hauptsätze, die entstehen? Sprechen Sie sie laut aus.

. Wenn Sie mit „Frau Vorsicht" begonnen haben, spüren Sie vielleicht, wie ihre Atmung flacher wird, Druck im Bauch entsteht oder sich Unwohlsein ausbreitet. Sätze könnten sein:

  . Es wird sehr wehtun.
  . Das schaffe ich eh nie.
  . Es könnte ein Blutbad entstehen, was superpeinlich wäre.
  . Ich will nicht schwanger werden.

. Lassen Sie sich Zeit, achten Sie immer wieder darauf, dass Sie intensiv atmen und trauen Sie sich alles auszusprechen, was sich in Ihnen bewegt. Es wird durch das Aussprechen nicht schlimmer, im Gegenteil.

. Dann setzen Sie sich auf den anderen Stuhl und gehen mit Frau Mut in Kontakt. Lassen Sie sich wieder Zeit, atmen und spüren Sie hin und schauen Sie, welche Sätze hier z. B. auftauchen:

  . Ich weiß, ich kann das schaffen.
  . Ich wünsche mir so sehr, als Frau „normal" zu funktionieren.
  . Ich bin doch eigentlich eine mutige und neugierige Frau.
  . Ich möchte so gerne, dass mein Partner es mit mir erleben kann.

- Es wäre so schön, wenn es klappt, weil ich einen Kinderwunsch habe und dieser kann dann in Erfüllung gehen.
- Wenn Sie Single sind: Dann würde ich mich trauen, mich auf eine Partnerschaft einzulassen.

Lassen Sie sich Zeit und geben Sie sich den Raum dafür. Wie fühlen Sie sich nun im Körper? Vielleicht leichter und freier?

- Schauen Sie nun, ob und wie diese beiden Anteile miteinander reden können.

Vermutlich taucht Angst auf, die Sie loswerden wollen. Besonders Frau Vorsicht braucht Ihr tiefes Verständnis und Ihr Mitgefühl.

Jetzt nehmen Sie wieder diese beiden Anteile, beginnen wieder mit einem der beiden.

Stellen Sie sich hin und spüren Sie in sich rein. Dann lassen Sie den Körper machen, was er möchte. Welche Körperhaltung, Skulptur oder eine wiederholende Bewegung auch entstehen mag, lassen Sie sich überraschen. Lassen Sie dann einen Satz entstehen (kurze und knackige Sätze) wie: „Ich schaffe das“, und sprechen Sie diesen mehrmals aus. Wechseln Sie nach einer Weile die Rolle und geben Sie dem anderen Teil Raum.

Wenn bei dem Angstteil starke Bilder auftauchen, können Sie wieder, wie weiter vorn beschrieben, ein Bild malen. Nicht vergessen: Es geht nicht darum, dass es ein gutes oder schönes Bild wird, sondern darum, dass die in ihnen gehaltene Angst einen Ausdruck bekommt. Auch hier gut atmen, innehalten, atmen, weitermalen. Am besten mit Acrylfarbe! Wachsmalstifte gehen natürlich auch oder bunte Filzstifte.

Ihre Vulva

Viele Frauen haben Scheu ihre Vulva anzufassen oder anzuschauen. Trauen Sie sich, mit einem Spiegel ihre Vagina und Vulvalippen anzuschauen? Wenn nicht, fragen Sie sich, was der Grund sein könnte, welche Ängste, Ekel oder Scham Sie haben könnten.

Ist es Ihnen peinlich? Es ist Ihr Körper, Sie dürfen damit machen was immer Sie wollen. Oder haben Sie die Sorge, dass Sie finden, dass sie nicht schön aussieht?

Welchen Namen haben Sie für sie? Vagina, Scheide, Yoni? Ist es eine Bezeichnung der erwachsenen Frau oder eher eine kindliche wie Muschi oder Pussi? Vielleicht ist es ja an der Zeit zu schauen, ob der kindliche Name noch passt, oder ob es nun einen erwachsenen Namen braucht. Wollen Sie sie umbenennen?

Um sich vertrauter mit ihr zu machen, können Sie kreativ mit dieser Scheu umgehen, z. B. indem Sie ihre Vulvalippen in Brotteig formen, backen und evtl. auch anmalen. Wenn Sie nähen können, können Sie sie in Stoff nachbilden. Die Möglichkeiten sind fast unbegrenzt. Spielen Sie ein bisschen damit. Im Internet gibt es Anleitungen und Vorschläge. Ein lockerer und humorvoller Umgang damit tut gut.

Sätze, die Frauen, die unter Vaginismus oder Schmerzen leiden, nicht hören wollen, sind:

„Steigere dich nicht so rein."
„Stell dich nicht so an."
„Augen zu und durch."
„Du musst nur wollen."
„Du denkst zu viel drüber nach."
„Denk mal positiv."
„Entspanne dich halt mal."
„Es wird schon werden."
„Nehmen Sie vorher einfach ein Schmerzmittel."

Sie relativieren und ignorieren Ihren Kummer. Anstatt die Sorgen und das Leiden von Betroffenen mit Sätzen wie diesen zu verharmlosen, wäre es besser, sie ernst zu nehmen und Verständnis zu zeigen. Betroffenen zu sagen, sie würden sich zu sehr in eine Sache hineinsteigern, ist wenig hilfreich und nicht lösungsorientiert.

Vielleicht sagen Sie diese Sätze aber auch zu sich selbst.

Falls ja, dann haben Sie es sicherlich schon gefühlte tausend Mal wiederholt. Zweifelnde innere Stimmen können mächtig sein. Aber Sie merken, dass diese Sätze nichts nützten, sie fühlen sich schlecht damit und bleiben in Ihrer Frustration gefangen. Es gilt diesen Chor zum Schweigen zu bringen oder ihm ein neues Lied beizubringen. Eines, das Sie aufbaut und stärkt.

Eines mit Sätzen wie:

„Ich bin kraftvoll."
„Ich bin liebenswert."
„Ich bin stark und mutig."
„Ich mag mich und meinen Körper."
„Ich bin der Herausforderung gewachsen."

Gibt es noch ein anderes Talent, das in Ihnen schlummert und noch keinen Ausdruck gefunden hat? Dann ergänzen Sie dieses. Vielleicht schreiben Sie diese Sätze auf und hängen sie auf, sodass Sie immer, wenn die destruktiven Gedanken kommen, sich an diese Sätze erinnern können. Positive Glaubenssätze wie „Ich weiß, ich kann es schaffen" bereiten das innere System vor. Dies braucht es für eine umfassende und vielschichtige und ganzheitliche Behandlung.

Es ist nie zu spät für guten Sex,
der Ihnen entspricht.

Schamgefühle

Manche Frauen empfinden zu viel Scham, um sich behandeln zu lassen. Ohnmachtsgefühle sind vielen ein ständiger Begleiter. Daher ist es wichtig, dass die Scham nicht das Leben diktiert.

Beobachten Sie sich und versuchen Sie herauszufinden, wo Scham in Ihrem Leben die Scham sonst noch eine Rolle spielt und wo sie Sie davon abhält, Ihren Bedürfnissen zu folgen. Z. B. „Was denkt meine Kollegin, wenn ich schon wieder aufs Klo gehe?"

Zunächst gilt es zu lernen die Signale und Bedürfnisse des Körpers bewusst wahrzunehmen. Also z. B. haben Sie Hunger? Gehen Sie wirklich auf die Toilette, wenn die Blase sich meldet? Trinken Sie etwas, wenn Sie Durst haben? Fühlt sich mein Genitalbereich gerade angenehm an? Wie oft übergehen Sie diese Zeichen Ihres Körpers?

Wie wäre es, etwas liebevoller mit ihm umzugehen und ihn gut zu versorgen?

*Das Überwinden der Scham
kann positive Gefühle und Kraft freisetzen.*

Der Neid auf andere Frauen, die scheinbar alle normal Sex haben und nur Sie nicht, geistert als Mythos herum und verstärkt die Scham.

Aber: Sie sind nicht alleine, viele Frauen leiden unter ähnlichen Beschwerden und viele haben sie erfolgreich überwunden. Auch Sie können das!

Was ist Ihre Motivation, welches ist Ihr Herzenswunsch, was wollen Sie erreichen? Schreiben Sie diesen Wunsch vorn in Ihr „Sex-Tagebuch". Auf dem Weg dorthin setzen Sie sich kleinere Etappenziele, und bleiben an diesen dran.

Zum Beispiel, dass Sie Tampons benutzen wollen. Wenn das erreicht ist, können Sie sich das nächste Ziel setzen.

„Eine der schwierigsten Emotionen, die Menschen haben können, ist Scham. Scham ist das Gefühl, falsch zu sein, es ist unglaublich belastend. Deswegen wird jede Handlung, die dieses Gefühl auslösen könnte, meist vermieden. Schamgefühle können jedoch auch ein Zeichen für Wachstumsschritte und Entwicklung sein. Scham ist eine wichtige und gesunde Emotion, die unser soziales Zusammenleben sichert. Eine gesunde Schamentwicklung fördert unsere Fähigkeit, gute Beziehungen zu führen und uns gut in Gemeinschaften bewegen zu können. Toxische Scham hindert am Leben und lebendig sein und flüstert beständig im Kopf: „Ich bin falsch", „Ich bin nicht gut (genug)", „Irgendetwas stimmt nicht mit mir". Leider ist Scham auch eine konditionierte Reaktion, die uns davon abhalten will, etwas Falsches zu tun, das bestraft werden könnte. Dadurch bewegen sich Menschen in einem sehr engen Rahmen und halten sich konsequent an die Regeln ihrer Kindheit, obwohl sie längst erwachsen sind.

Im Laufe einer Selbsttherapie oder Therapie sollten Veränderung, Wachstum und Expansion geschehen. Das Problem dabei ist, dass Sie dadurch stark mit ihren Schamgefühlen konfrontiert werden. Sie beginnen Dinge zu fühlen, zu tun und zu erleben, die nicht „erlaubt" waren, wodurch Scham in ihnen ausgelöst wird. Es gilt also zu verstehen, dass die Schamgefühle gar keine adäquate emotionale Reaktion sind, sondern ein Relikt aus Ihrer Kindheit. Ein hilfreiches Bild kann sein, dass Sie den Zaun um sich herum durchbrechen müssen, der Sie an Ihrem Platz festhält. Und das nicht nur einmal, sondern so oft, bis die alten Konditionierungen neuen Erfahrungen weichen können und der Zaun verschwindet."

Mit freundlicher Genehmigung von Dami Charf,
Therapeutin und Trauma-Expertin

Es ist so wunderbar, miterleben zu dürfen, wenn aus Druck und Ohnmachtsgefühlen langsam wieder das Gefühl der Selbstermächtigung bei den Frauen zurückkehrt.

Und wenn der Weg gelungen ist, glänzen die Augen der Frauen, beim Erzählen, dass es möglich ist, schmerzfrei Sex zu haben.

Leben heißt Transformation – es geht um Ihr persönliches Wachstum.

Raus aus der Komfortzone

Sich innerhalb der Komfortzone zu bewegen heißt, dass es dort komfortabel ist, wir also keine Ängste spüren. Es sind die Dinge, die wir ohne Probleme und ohne viel nachzudenken machen können, wie z.B. allein in einem Café zu sitzen.

Ein Fallschirmsprung aber ist für viele weit außerhalb der Komfortzone. So weit außerhalb, dass wir uns mit den Ängsten, die das hervorrufen würde, gar nicht beschäftigen müssen.

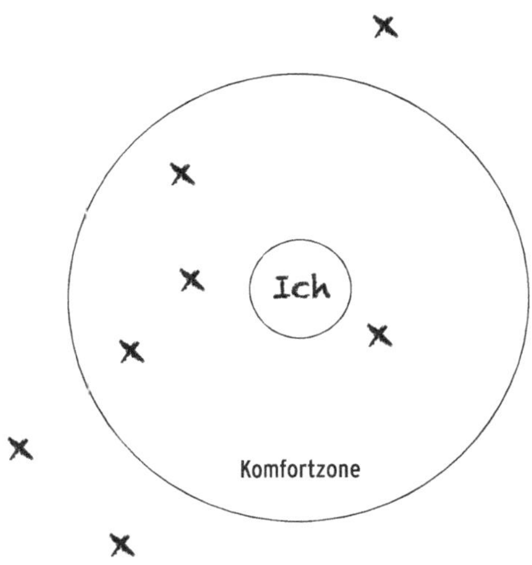

Beim Vaginismus wird auch vieles vermieden, was Ängste auslösen kann: ein Tampon zu benutzen oder eine Untersuchung bei der Frauenärztin. Es geht darum, die Komfortzone langsam zu erweitern, kleine Schrittchen zu machen, sich den Ängsten zu stellen und so die Komfortzone auszudehnen, größer werden zu lassen.

So werden Punkte erreicht, die anfangs außerhalb der Komfortzone sind und nach einer Weile dann innerhalb dieser liegen.

Hinweise für Paare

Vaginismus kann Ihr Selbstbild als Frau und damit auch eine Partnerschaft belasten. Manchmal ist die Scham so groß, dass der nackte Körper versteckt wird. Sei es durch sehr große und weite Kleidung, sei es, dass der Partner seine Partnerin selten nackt sehen darf. Oder dass das Licht bei sexuellen Begegnungen unbedingt aus sein muss. Manche Betroffene lassen das Nachthemd oder ein Unterhemd dabei an. Jede Frau ist aufgefordert ihren persönlichen Widerstand zu spüren und ihn ernst zu nehmen. Er darf sich dann aber auch auflösen, je vertrauter Ihnen ihr Körper wird.

Wenn Sie meinen, Sie müssten sich zwingen, können die Schmerzen den Geschlechtsverkehr zur Qual machen. Trotzdem versuchen Frauen manchmal „es" durchzustehen, weil sie Angst haben, dass der Partner sich trennt, wenn „es" nicht passiert.

Es gibt Männer, die sich wegen einer für sie nicht befriedigenden Sexualität trennen. Manchmal haben sie einfach die Hoffnung auf eine erfüllende Intimität aufgegeben. Das ist schmerzhaft für die Betroffenen und löst zusätzliche Verunsicherung und Scham aus.

Oft sind die Männer selbst hilflos und suchen einen Weg, ihre Partnerin zu unterstützen. Für mich ist es besonders berührend, wenn in Partnerschaften die Männer bereit sind zu warten und sich auf den Prozess einlassen, damit ihre Partnerin sich für schmerzfreien Sex öffnen kann. Wenn die Männer bleiben und der Weg dahin gelingt, vertieft und stärkt dies die Beziehung sehr.

„Wir haben das bewältigt, dann werden wir in unserer Beziehung noch ganz andere Dinge bewältigen können", ist eine häufige Aussage von Frauen, die es gemeinsam mit ihren Partnern geschafft haben. Es braucht viel Mut, Respekt und Achtsamkeit von beiden Seiten. Die Aussage „Ich will dich trotzdem, wir bekommen das schon hin" stärkt die Frauen ungemein und lässt sie innerlich zunehmend mehr entspannen – seelisch und körperlich.

Diese Akzeptanz und Unterstützung tragen dazu bei, dass weitere Fortschritte für die Frau möglich werden. Andererseits ist es durchaus verständlich, wenn Männer (häufig junge Männer) zweifeln, unsicher sind und ihre Sexualität endlich ausleben wollen. Meist sind sie selbst noch in der Findungsphase, was ihre Sexualität angeht.

Es kann sehr heilsam sein, wenn Sie zusammen mit Ihrem Partner ausprobieren, wie Sie Ihre Sexualität weiterentwickeln können, auch wenn das Aufnehmen des Penis nicht (noch nicht) möglich sein sollte. Ihren eigenen Körper und den des Partners wirklich kennenzulernen ist ein Teil des Weges. So können Sie Ihre Sexualität ohne Penetration leben und entdecken, dass es durchaus lustvoll für Sie als Frau, aber auch für den Mann sein kann.

Dabei ist es wichtig, dass Sie lernen miteinander zu sprechen. Was fühlt sich gut an, welche Wünsche haben Sie und Ihr Partner? Was machen Sie, was macht er? Macht Ihr Partner das für sich selbst oder für Sie? Ist der Sex auch gut für Sie oder nur für ihn?

Laut einer Umfrage wünschen sich Frauen von ihrem Partner beim Sex:

. Verständnis
. Langsamkeit
. Vorsicht
. Rücksicht
. Empathie

Finden Sie gemeinsam heraus, was Sie sich wünschen. Und was Ihr Partner sich wünscht. Sexualität sollte so gelebt werden, dass sie für beide schön und schmerzfrei ist.

Es geht darum gemeinsam mehr über Sexualität zu lernen.

Offen miteinander zu sprechen ist besonders am Anfang nicht immer leicht. Die Fähigkeit, Sexualität lustvoll zu erleben, einen Orgasmus zu bekommen, kann mit ein bisschen Übung wirklich erreicht werden. Scham und die Angst falsch zu sein halten uns oft ab, unsere Bedürfnisse dem Partner gegenüber zu formulieren. Finden Sie gemeinsam Alternativen zum Vaginalverkehr. Auch hier braucht es Mut, Geduld und Offenheit im Umgang mit sich selbst und dem Partner. Eine gute Portion Humor hilft dabei immer.

Wenn Sie Ihren Körper erforschen, werden Sie spüren, was in Ihnen vorgeht und wie Sie von Ihrem Partner berührt werden möchten. Gönnen Sie sich statt Leistungsdruck einen sanften Einstieg und ein langes Vorspiel. So können Sie Ihrem Körper nach und nach Neues beibringen, und die emotionalen Spannungen im Beckenboden können sich lösen. Zudem können sexuelle Handlungen ohne Eindringen die Intimität steigern und sind dann eine gute Vorbereitung auf Sex mit dem Aufnehmen des Penis.

*Die goldene Regel bei allem:
Ein NEIN ist wirklich ein NEIN
und ein JA ist wirklich ein JA.*

Ihr Partner sollte Ihnen ein klares Signal geben, dass er sich nach Ihnen richtet und sich ganz auf Ihr Tempo einlässt. Es ist besonders am Anfang wichtig, dass Sie sich sicher fühlen und die Situation kontrollieren können.

Vielleicht mögen Sie sich seinen Penis und seine Hoden mal in Ruhe anschauen. Fragen Sie, ob Sie das dürfen. Wenn Sie sehen, wie schön sein Penis ist, kann das helfen die Angst zu reduzieren. Auch hier hilft ein bisschen Humor, denn irgendwie sehen unsere Genitalien auch witzig aus.

Eine Ursache für die Verspannung des Beckenbodens ist manchmal auch die Angst der Frau vor Schwangerschaft. Haben Sie schon besprochen, welches Verhütungsmittel Sie benutzen wollen? Viele Frauen haben eine zunehmend kritische Haltung zur Pille, Informationen zu den Alternativen sind daher wichtig. Bei *Pro Familia* Beratungsstellen können Sie sich ausführlich zu den verschiedenen Möglichkeiten z.B. Kondome, zur Pille, zum Diaphragma, etc. beraten lassen. Mit dem Kondom zu üben ist eine gute Möglichkeit, um im Umgang mit dem Penis lockerer zu werden.

Wenn Sie Tampons benutzen können und der Penis aufgenommen werden kann, dann kommt eventuell auch das Diaphragma für Sie in Betracht. Leider ist es als Verhütungsmethode nicht sehr bekannt.

Das Diaphragma besteht aus einem ovalen flexiblen Federring, der mit Silikon überspannt ist. Es wirkt als Barriere, die das Zusammentreffen von Eizelle und Spermien verhindert. Zusätzlich wird ein schützendes Gel aufgetragen, das auf der Basis von Milchsäure wirkt und den pH-Wert der Vagina absenkt. Dadurch hemmt es die Beweglichkeit der Spermien.

Das Diaphragma sollte beim Frauenarzt, einer Beratungsstelle oder einem Familienplanungs- oder Frauengesundheitszentrum sorgfältig angepasst werden. Es wird vor dem Geschlechtsverkehr eingeführt und legt sich direkt über den Muttermund. Wenn es die richtige Größe hat, ist es während dem Sex für beide nicht spürbar. Danach wird es mindestens sechs bis acht Stunden drin gelassen – also z.B. über Nacht und dann erst herausgezogen, gereinigt darf es zurück in die Aufbewahrungsbox, bis zum nächsten Mal.

Ich halte Diaphragmen für eine gute Verhütungsmethode, da die Verwendung einfach ist und weder das Vorspiel noch die intime Zeit nach dem Verkehr stört, es stellt keine Hormonbelastung für die Frau dar und ist dennoch relativ sicher (Infos dazu bei den „Hilfreichen Links“ am Ende des Buches).

Untersuchungen bei der Frauenärztin

Mittlerweile gibt es immer mehr FrauenärztInnen, die gut und behutsam mit den Frauen umgehen und sich zum Thema Sexualität fortgebildet haben, sodass mehr Frauen geholfen werden kann. Es braucht mehr GynäkologInnen, die das Thema und die Frauen, die damit zu ihnen kommen, ernst nehmen, sich damit auskennen und einfühlsam sind.

Trauen Sie sich beim ersten Besuch beim Frauenarzt zu sagen, dass Sie Schmerzen haben und Vaginismus vermuten. Sie können auch schon am Telefon erfragen, ob die Ärztin sich mit Vaginismus auskennt. Weisen Sie darauf hin, dass Sie sich heute vielleicht noch nicht untersuchen lassen können und bitten Sie darum, langsam an die Untersuchung herangeführt zu werden. So könnten Sie sich erst mal angezogen auf den gynäkologischen Stuhl setzen, um auszuprobieren, wie es sich anfühlt, und Ihr Arzt könnte Ihnen die Untersuchungsinstrumente zeigen und erklären. Fragen Sie, ob er auch kleine Instrumente zur Verfügung hat. Einige Untersuchungen können von außen mit einem Ultraschall gemacht werden, fragen Sie danach. Wenn Ihre Frauenärztin nicht empathisch reagiert, suchen Sie sich eine andere.

Praxisteil

Die in diesem Buch beschriebenen Körperübungen dienen dazu, dass Sie sich weiter erforschen können. Manche sind stärkend oder energetisierend und lösend. In meiner Praxis gibt es keine Übungen, die nackt stattfinden, mit sexuellen Handlungen verbunden sind oder Berührungen im Genitalbereich. Deswegen gibt es bei mir Hausaufgaben. Zuhause sind meine Klientinnen ganz frei, die Übungen so durchzuführen, wie es ihnen entspricht. Es geht darum den Sensibilisierungsprozess wieder zu erwecken. Infos, Massagen, Atemtherapie, Wärme- und Kälteanwendungen in Kombination mit Beckenbodentherapie sind dafür besonders hilfreich. Fangen Sie mit kleineren Reizen an, damit Ihr Körper verstehen lernt, dass nichts Schlimmes passiert. Alles was Sicherheit vermittelt, vermindert den Druck – das ist günstig für die Heilung. Ob Sie während Ihrer Periode trainieren wollen, können Sie selbst rausfinden und es gilt auch hier: Persönlichen Signale ernst nehmen und sie nicht übergehen. Sie können sich auch einfach ein paar Tage Pause geben.

Wichtig ist, sich zu Hause einen Ort zu suchen, wo Sie sich wohlfühlen und Sie ungestört üben können. Manche Übungen sind dazu geeignet sie gemütlich auf dem Bett durchzuführen, bei anderen braucht es eine Yogamatte.

Selbstmassagen

Um mit sich gut in Kontakt zu kommen und den eigenen Körper besser kennenzulernen, sind Selbstmassagen eine gute Möglichkeit. Dadurch können sich Spannungen lösen und der Bezug zum eigenen Körper wird gestärkt. Bei Vaginismus ist nicht nur der Genitalbereich verspannt, sondern auch die angrenzenden Regionen, also

Bauch, Po und Oberschenkel. Wir alle haben ohnehin eher zu viel Spannung und dürfen mehr Entspannung in unseren Körper holen.

Für die Selbstmassage ist es wichtig, dass es warm genug im Zimmer ist, dann kann der Körper besser entspannen. Achten Sie auch auf warme Füße und Hände. Wenn Sie frieren, ist es ein natürlicher Impuls, schnell fertig werden zu wollen.

Wenden Sie so viel Druck auf, dass es Ihnen angenehm ist. Sie können von ganz zart bis kraftvoll alles ausprobieren. Lernen Sie so mit Ihrem Körper zu „spielen" und ihn so, bewusst wahrzunehmen. Es ist wichtig, dass Sie dabei nicht in Wertungen gehen. Wenn Gedanken kommen, wie: „Meine Schenkel sind zu dick oder haben schon Dellen, mein Bauch ist auch zu fett, ich müsste dringend abnehmen", dann lassen Sie diese weiterziehen.

Jammern Sie innerlich nicht über sich, sondern fokussieren Sie sich ganz auf Ihre Wahrnehmung und Ihr Empfinden. Trauen Sie sich, etwas auszuprobieren und zu experimentieren. Solange Sie liebevoll mit sich umgehen, können Sie nichts falsch machen.

Ein bisschen Mumm und Ausdauer sind gefragt.

Bauchmassage

Legen Sie sich möglichst entspannt in T-shirt und Unterhose auf ein Bett, ein Sofa oder auf eine andere bequeme Unterlage. Machen Sie den Bauch frei, und verteilen Sie großzügig ein für Sie wohlduftendes, angenehmes Massageöl in den Handinnenflächen.

. Berühren Sie sich dann mit Ihren Fingerspitzen ungefähr in Höhe des Zwerchfells, also am Rippenbogen und streichen beim Ausatmen vorsichtig nach unten bis zum Bauchnabel. Probieren Sie verschiedene Druckstärken aus. Wiederholen Sie ca. fünf bis zehnmal die Bewegung - so wie es sich für Sie stimmig anfühlt.

. Nun massieren Sie kreisend, im Uhrzeigersinn (auf der linken Seite des Bauchnabels nach unten und auf der rechten Seite wieder hochstreichen) mit den Fingerspitzen um den Bauchnabel herum. Machen Sie zuerst kleine Kreise und lassen Sie diese langsam größer werden. Auch hier zärtlich und vorsichtig beginnen und dann kraftvoller werden. Dann können Sie die ganze Handfläche nehmen. Massieren Sie sich so eine bis drei Minuten, ganz nach Ihrem Wohlbefinden.

. Nun kommt eine Art „Schaufelbewegung", d. h. Sie fangen auf der linken Seite zwischen Rippenbogen und Beckenkamm an und ziehen die Hände Richtung Bauchnabel. Die eine Hand liegt flach auf, die zweite Hand unterstützt mit dem Handballen die erste Hand. Führen Sie drückend Ihre Hände so, dass es Ihnen angenehm ist und Sie flüssige Bewegungen machen können, ohne dass es anstrengend wird. Wiederholen Sie ca. zehnmal diese Bewegung und wechseln Sie dann zur anderen Seite.

. Wiederholen Sie die Streichbewegung mit der gesamten Handfläche vom Zwerchfell Richtung Bauchnabel und streichen nun mit der Ausatmung runter bis zum Genitalbereich.

. Legen Sie Ihre Finger auf das Schambein und streichen Sie mit leichtem Druck am oberen Knochenrand entlang. Probieren Sie aus, was sich gut anfühlt. Wenn Sie tiefer ins Gewebe gehen und fester drükken, können Sie evtl. spüren, dass kleine Bewegungen im Genitalbereich entstehen.

. Legen Sie nun beide Handkanten voreinander auf den Schamhügel und streichen dann langsam Richtung Bauchnabel. Wenn Sie eine Unterhose tragen, rutschen die Hände besser. Die Blase sollte leer sein.

Varianten: Sie können die Bauchmassage auch unter der Dusche machen, wenn Sie mit viel Seife kreisende schwungvolle Bewegungen rund um den Bauchnabel machen. Oder Sie machen die Bauchmassage im Stehen beim Eincremen. Auch hier lassen Sie sich Zeit und wählen Sie eine für Sie angenehm duftende Lotion.

Pomassage

Massieren und kneten Sie mit einem guten Massageöl nach dem Duschen immer wieder kräftig ihren Po in alle nur möglichen Richtungen. Er mag es meisten auch, wenn Sie ihn mit den Fäusten etwas klopfen oder mit der ganzen Handfläche abklatschen. Auf den Muskeln darf es etwas kräftiger sein, auf den Knochen vorsichtiger massieren, kneten und klatschen. Mit folgender Übung wird der Po gut massiert:

- Setzen Sie sich auf den Boden, ziehen Sie die Füße an und stützen Sie die Hände hinten auf. In dieser Haltung legen Sie die Knie abwechselnd rechts und links ab – wie eine Art Scheibenwischer. Die Knie bleiben dabei nicht zusammen, die ganze Bewegung ist locker und entspannt. Diese Übung tut der gesamten Beweglichkeit und Dynamik des Beckens gut.

Anus

- Der Anus wird meistens ignoriert und wird oft mit unangenehmen Gefühlen und Ablehnung assoziiert, u. a. weil Stuhlgang unangenehm riechen kann. Aber auch er freut sich über liebevolle Zuwendung, schließlich leistet er täglich wertvolle Dienste. Sie können ihn unter der Dusche zart kraulen (mit viel Seife).

Oberschenkelmassage

- In Rückenlage: Legen Sie die Handteller flach auf die Hüftknochen und lassen Sie eine rhythmische, kreisende Bewegung entstehen, ca. fünfmal auf einer Stelle und gehen Sie dann mit den Händen ein paar Zentimeter weiter. Massieren Sie so den Bereich der Oberschenkel, der bequem erreichbar ist. Dies ist keine tiefe Massage, sie wirkt aber auf das Bindegewebe und die Faszien. Probieren Sie einfach aus, was sich gut anfühlt.

. Im Stand: Stellen Sie ein Bein z.B. auf den Badewannenrand oder einen Stuhl und „massieren" Sie den Oberschenkel so, dass Sie abwechselnd mit den Händen in die Muskeln greifen, ohne den Muskel loszulassen. Dabei beginnen Sie beim Knie und gehen hoch zur Leiste und wieder runter. Widmen Sie sich auch der Außen- und der Innenseite des Oberschenkels. Sie können vorsichtig beginnen und dann wieder kräftiger werden. Probieren Sie aus, was Ihnen gut tut. Das Bindegewebe kann etwas verklebt sein, dann schmerzt es vielleicht an einigen Stellen etwas.

Weitere verschiedene kleine Massagen

. Legen Sie sich auf den Rücken und stellen Sie die Beine an: Nun massieren Sie den Bereich zwischen den Schamlippen (Vulva) und dem Oberschenkel mit einer Druckpunktmassage: Sie stellen sich vor, rechts und links der Vulva läge eine Perlenkette, deren Perlen Sie eine nach der anderen sanft drücken.

. Legen Sie beide Hände übereinander auf das Schambein und massieren sie dieses mit kreisenden Bewegungen, der Druck kann etwas kräftiger sein. Kreisen Sie ca. dreißigmal in die eine und dann in die andere Richtung. Auch hier gilt: ausprobieren, was gefällt. Es gibt viele Verspannungen in diesem Bereich und diese Eigenmassage wird Ihnen guttun. Manchmal fängt der Knochen an, etwas zu „summen", das ist ein lustiges Gefühl. Das bedeutet, es kommt mehr Energie im Knochen in Bewegung.

. Cremen Sie zwei Wochen lang Ihre Vulva täglich mit einem guten Öl (z.B. biologisches Mandelöl) ein, evtl. mögen Sie dabei einen Spiegel benutzen. So wird Ihnen Ihre Vulva immer vertrauter.

. Legen Sie die Fingerspitzen auf das Schambein und ziehen die Finger Richtung Bauchnabel, dabei kippt das Becken automatisch etwas. Drücken Sie ruhig die Finger etwas tiefer in das Gewebe vor dem Knochen. Während der Periode mag der Bauch das oft nicht, da will er einfach in Ruhe gelassen werden.

Übungen und Experimente zur Selbsterforschung

Diese Übungen und Experimente helfen, ähnlich wie die Selbstmassagen, Kontakt mit Ihrem Körper aufzunehmen, ihn zu spüren und wahrzunehmen. Erkunden Sie sich und Ihren Körper spielerisch, wie mit der Neugier eines Kindes. So lernen Sie sich und Ihren Vaginismus ein bisschen besser verstehen.

- Machen Sie mit Ihrer linken Hand eine Faust und schließen diese ganz fest. Probieren Sie nun mit Ihrem rechten Zeigefinger zwischen Daumen und Zeigefinger der Faust hineinzugehen. Sie werden sehen, dass das nicht möglich ist. Wenn Sie Ihre linke Faust mit Ihrer Vagina vergleichen, können Sie verstehen, dass es sich zwar anfühlt, als sei sie zu, aber der Grund dafür ist die angespannte Muskulatur. Die Muskulatur der Faust braucht für die Öffnung etwas Entspannung, dann kann der Finger hineingleiten. Genauso ist es mit Ihrer Vagina.

- Legen Sie sich auf den Bauch (z.B. auf eine Yogamatte), nehmen Sie die Beine etwas auseinander - so weit, wie es sich gut anfühlt. Dann schaukeln Sie das Becken von rechts nach links. Die Bewegung ist wie eine kleine Massage des Schamhügels. Bleiben Sie einige Minuten in dieser Bewegung und versuchen Sie sich tief darauf einzulassen. Wenn Sie diese Übung einige Wochen lang regelmäßig machen, werden Sie einen Unterschied spüren. Es kommt Bewegung ins Becken, in die Vagina und die Klitoris. Es können, wenn Sie immer mal wieder kleine Pausen machen, Energieströme im Schoß spürbar sein, die sich dort ausdehnen.

- Wie bei Pfarrer Kneipp üblich können Sie kalte Güsse im Genitalbereich ausprobieren. Wichtig ist, dass der ganze Körper schön warm ist und Sie sich völlig gesund fühlen. Gehen Sie am Ende des Duschens in die Hocke und duschen Sie nur den Genitalbereich kalt ab. Alternativ können Sie auch Wasser in eine Hand fließen lassen und so in den Bereich hineinspülen. Meist spüren Sie relativ schnell, wie das kalte Wasser den ganzen Bereich stark durchblutet, wodurch er sofort gut spürbar ist. Die stärkere Durchblutung durch den Kältereiz unterstützt die Entspannung. Wenn Sie diese Anwendung über einige Wochen hinweg immer wieder machen, verstärkt sich die Wirkung. Bei wiederkehrenden Blasenentzündungen diese Anwendung nicht machen.

. Das sogenannte *Vaginalsteaming* oder Genitaldampfbad wird immer bekannter. Das Steaming ist wertvoll und erreicht auch den Vagusnerv, der am Gebärmutterhals endet. Es geht ganz einfach: Sie kochen ca. eineinhalb bis zwei Liter Wasser und stellen den Topf mit dem kochenden Wasser vor einen Stuhl. Möglichst etwas erhöht, z.B. auf einem umgedrehten zweiten Topf oder einem Höckerchen. Dann setzen Sie sich vorne auf die Stuhlkante und umhüllen sich mit einer Decke, damit Sie es insgesamt wohlig warm haben. Sorgen Sie dafür, dass auch Ihre Füße warm bleiben. Anfangs reichen ca. 10 Minuten. Probieren Sie aus, wie warm Sie das Wasser brauchen - nicht zu kühl und nicht zu heiß - und in welchem Abstand zur Vagina der Topf stehen soll. Wenn Sie das mögen, können Sie Minze, Apfelessig oder ein Löffel Salz zusetzen. Dosieren Sie anfangs vorsichtig und steigern Sie bei Bedarf langsam.

Das Vaginalsteaming fördert die Durchblutung und damit auch die Entspannung des Genitalbereichs. Es hilft auch bei der Behandlung von Infektionen oder bei Periodenschmerzen.

Gute und genaue Infos zum Vaginalsteaming sind auf der Homepage von Hanna Krohn zu finden. (Den Link dazu finden Sie im Anhang des Buches)

Übungen für den Beckenboden

Wenn Sie mit öffentlichen Verkehrsmitteln fahren, also Bus, U-Bahn oder Zug, können Sie hin und wieder stehen bleiben und sich nicht – oder nur wenig – festhalten und versuchen sich selbst auszubalancieren. Das ist ein kleines Beckenboden-Training für zwischendurch.

Um das Zusammenspiel der Beckenbodenmuskulatur mit den umliegenden Muskelgruppen zu erkunden, setzen Sie sich auf einen Hocker oder Holzstuhl.

. Blasen Sie mit der Ausatmung einen imaginierten Luftballon auf. Gehen Sie nun mit Ihrer Aufmerksamkeit zu Ihrem Beckenboden und spüren, wie die Muskulatur sich dort anspannt. Dann langsam die Luft ausströmen lassen. Diese Übung aktiviert den Beckenboden und erhöht die sexuelle Lust. Zudem werden die Durchblutung und Lymphe angeregt. Wenn Ihnen das Freude macht, wiederholen Sie die Übung zehnmal, zwei bis dreimal am Tag.

. Legen Sie beide Hände über Kreuz auf die Innenseiten der Oberschenkel. Die Beine nun nach innen drücken und mit den Händen gegendrücken. Es ist sofort eine Anspannung der Oberschenkel spürbar. Die Muskeln auf der Innenseite des Oberschenkels sind Hilfsmuskeln der äußeren Beckenbodenschicht.

. Setzen Sie sich aufrecht hin und spannen und entspannen Sie die Gesäßmuskeln. Dabei kommt es zu einem abwechselnden Heben und Senken des Gesäßes. Die dabei aktive Muskelgruppe wird als Hilfsmuskulatur der mittleren Beckenbodenschicht bezeichnet.

. Spannen Sie die Bauchmuskeln an. Dabei ist spürbar, wie das Becken etwas nach vorn kippt. Die Bauchmuskeln sind die Hilfsmuskeln der inneren Beckenbodenschicht.

Die Differenzierung der drei verschiedenen Beckenbodenmuskulaturschichten (siehe Kapitel Anatomie S. 40), sind für Frauen nur selten bewusst wahrnehmbar. Die Übungen helfen Ihnen diese zu spüren.

Weitere kleine Übungen

. Legen Sie sich vor dem Einschlafen im Bett auf den Rücken, und legen eine Hand auf das Herz und die andere Hand auf den Genitalbereich. Evtl. sind Kissen unter den Ellbogen hilfreich, die Haltung sollte bequem sein. Stellen Sie innerlich eine Verbindung zwischen Ihrem Herzen und Ihrem Genitalbereich her, atmen Sie dabei tief ein und aus.
Wiederholen Sie die Übung über einen gewissen Zeitraum so lange und so oft wie es sich für Sie gut anfühlt. Diese Verbindung, dass Sex und Herz zusammenkommen, ist unser aller Wunsch.

. Berühren und streicheln Sie sich liebevoll am ganzen Körper. In der Rückenlage kommen Sie gut an den Bauch und an Ihre Brüste, in Seitenlage auch an die Ober- und Unterschenkel.

. Legen Sie in der Rückenlage die Beine relativ weit auseinander, die Arme sind seitlich weggestreckt. Dann ziehen Sie abwechselnd ein Knie Richtung Arm hoch. Das öffnet den Beckenboden in einer ganz entspannten Position.

. Wie lange ist es her, dass Sie ganz frei und ausgelassen getanzt haben? Tanzen Sie nach Ihrer Lieblingsmusik. Lassen Sie dabei das Becken kreisen und kippen. Probieren Sie sich aus und spielen Sie mit Ihrem Becken!

. Schütteln Sie Ihr Gesäß und den ganzen Körper kräftig durch. Als hätten Sie Wackelpudding im Becken und an den Oberschenkeln.

- Haben Sie einen Pezziball? Dann können Sie darauf sitzend das Becken wunderbar kreisen lassen und vor- und zurückkippen. Oder auch das Becken rechts und links im Wechsel anheben.

- Erinnern Sie sich an Hula-Hoop-Reifen? Sie sind wunderbar, um Ihr Körpergefühl spielerisch zu verbessern.

- Diese Übung ist im Sitzen oder im Liegen möglich. Legen Sie beide Hände auf den Unterbauch, die Fingerspitzen liegen locker auf dem Schambeinhügel. Nun tief ein- und ausatmen und den Bauch zwischendurch intensiv aufblasen, bis nichts mehr reingeht.

- Wenn es Ihnen möglich ist einen Finger in die Vagina einzuführen, können Sie ausprobieren, diesen zu halten und das Becken zu bewegen, statt den Finger zu bewegen.

Bewegung ist Leben und Leben ist Bewegung.

Körperübungen

Die folgenden Übungen dehnen, kräftigen und lockern das Becken und den Beckenboden. Darüber hinaus stärken und dehnen sie die Beine, den Bauch und die Oberschenkel. Die Übungen erhöhen die Körperwahrnehmung. Da die Region rund um das Becken meist angespannt ist, liegt der Fokus dieser Übungen auf diesem Bereich.

Starten Sie mit denen, die Sie zuerst ansprechen. Später können Sie dann die Übungen austauschen und andere durchführen.

Die Übungen sollen Ihr Wohlbefinden fördern und keinen Stress verursachen. Daher sind sie in der Ausführung relativ einfach und doch sehr wirksam. Die Reihenfolge spielt keine Rolle.

Finden Sie Ihren eigenen Rhythmus und denken Sie daran: Schmerz heißt immer STOP!

Optimal wäre es, wenn Sie jeden Tag ca. zehn Minuten üben.

Zum Verständnis: Die Übungsanleitungen, die mit Foto vorgestellt werden stehen immer unter dem Bild.

Übungen im Stand

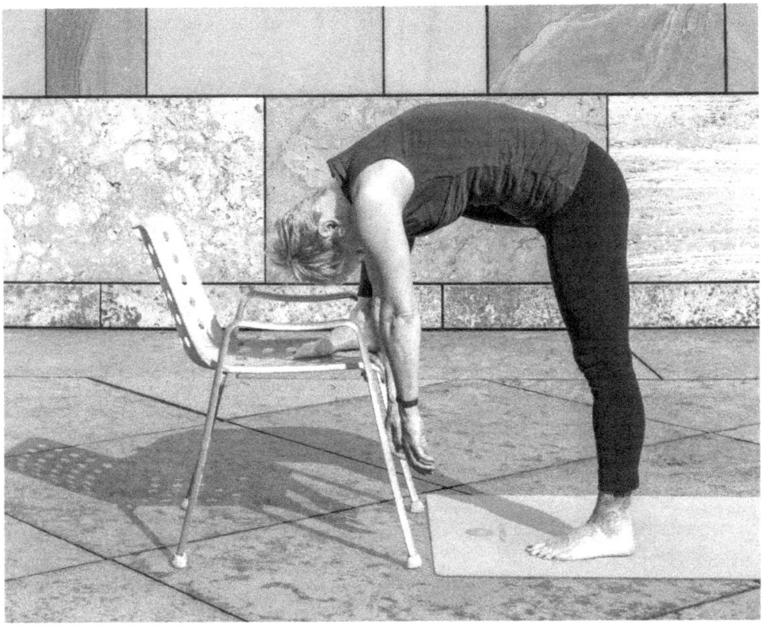

. Stellen Sie ein Bein auf einen stabilen Stuhl oder Hocker, lassen Sie den Oberkörper an dem aufgestellten Bein vorbei nach unten hängen, dabei den Kopf lockerlassen. Atmen Sie tief ein und aus. In dieser Haltung einige Atemzüge bleiben. Sie werden spüren, wie der Körper immer mehr nachgibt und wie die Rückseite der Oberschenkel gedehnt wird. Diese Übung ist auch eine gute Vorbeugung gegen Ischiasbeschwerden.

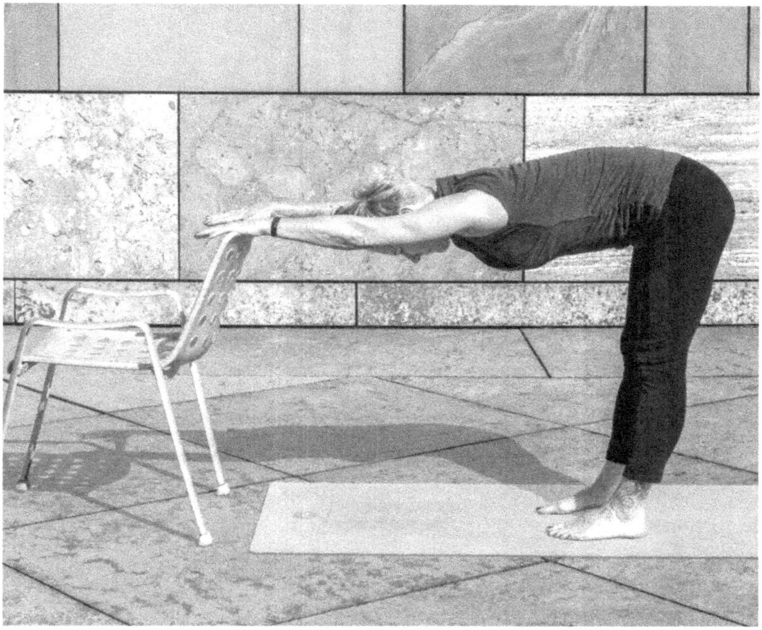

. Dehnung der Oberschenkelrückseite und gut für die Knie: Stellen Sie einen Stuhl vor sich auf und stellen Sie sich davor, die Füße sind parallel, etwa hüftbreit auseinander. Gehen Sie etwas ins Hohlkreuz und legen Sie beim Vorbeugen beide Hände auf die Stuhlfläche oder die Stuhllehne (je nachdem wie gut Sie gedehnt sind). Bleiben Sie zehn Atemzüge in dieser Haltung. Wenn möglich, lassen Sie mit jedem Ausatmen den Oberkörper langsam tiefer sinken, der Kopf bleibt zwischen den Oberarmen. Dann ganz langsam wieder hochkommen und den Körper durchbewegen.

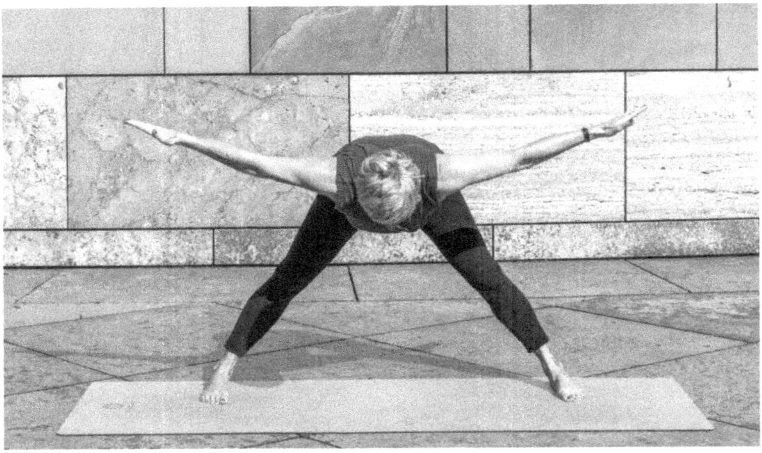

. Stellen Sie sich in die Grätsche, beugen Sie den Oberkörper nach vorne, sodass er parallel zum Boden ist, strecken Sie die Arme zur Seite aus. Nun beugen Sie ein Bein, halten kurz und wechseln dann rüber zum anderen Bein. Das andere Bein bleibt dabei gestreckt. Diese Übung dehnt die Oberschenkelinnenseite und das Iliosakralgelenk, das an der Beckenschaufel sitzt.

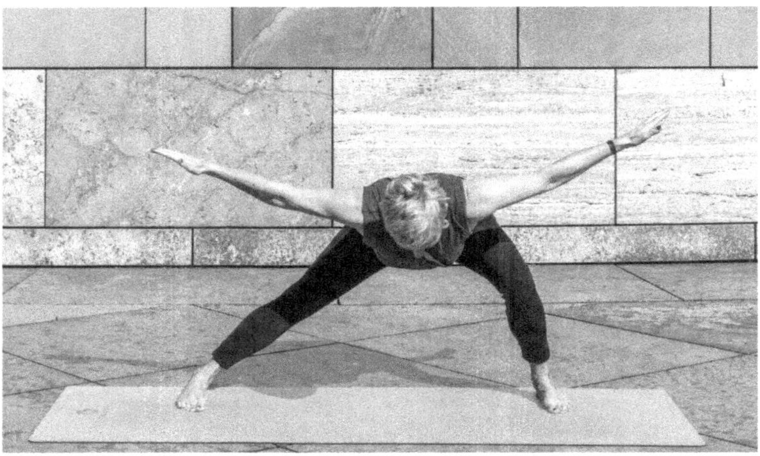

- Stellen Sie Ihre Füße direkt voreinander, als ob Sie auf einem Seil stehen würden. Ruhig weiteratmen. Halten Sie einige Atemzüge die Balance, evtl. können Sie die Augen zumachen. Es kann erstaunlich wackelig werden. Durch das Balancehalten werden viele kleine Muskelgruppen angeregt.

- Machen Sie eine „normale“ Kniebeuge: Strecken Sie im hüftbreiten Stand die Arme vor, die Füße stehen parallel, und beugen Sie die Knie, dabei strecken Sie den Po nach hinten raus. Das kräftigt den Bereich rum um das Gesäß und die Oberschenkelmuskulatur.

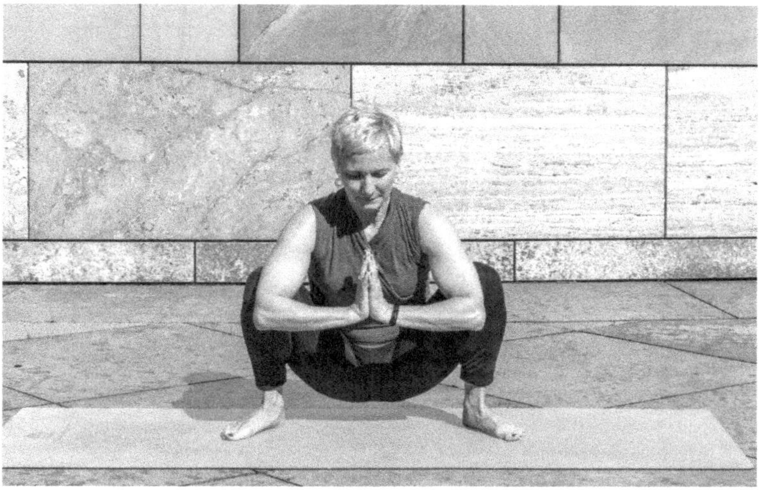

- Stellen Sie die Füße etwas breiter auseinander, die Fußspitzen zeigen leicht nach außen und drücken Sie die Handflächen auf der Höhe des Solarplexus gegeneinander. Gehen Sie nun in eine tiefe Hocke. Die Ellbogen können Sie eventuell innen gehen die Knie drücken. Diese Übung dehnt den Beckenboden und den unteren Rücken. Wenn es Ihnen nicht möglich ist, die Fersen auf dem Boden zu lassen, können Sie sich an einer Wand runter gleiten lassen. Oder Sie halten sich an einem feststehenden Sessel, Sofa oder Tischbein fest. Das gibt Stabilität und erleichtert die Entspannung des Beckenbodens.

. Klopfen Sie den Körper einige Minuten mit den Händen kräftig ab und streichen Sie dann über den Rücken nach unten aus, auch über den Po, bis runter zu den Füßen.

. Um die Rückseite der Beine zu dehnen, stellen Sie sich mit den Fußballen auf eine Treppenstufe, sodass die Fersen tiefer als die Stufe sind. Wenn Sie in dieser Position sanft wippen, wird die oft verkürzte Rückseite des Beines gedehnt. Das wirkt sich auf die gesamte Körperhaltung und den Beckenboden aus.

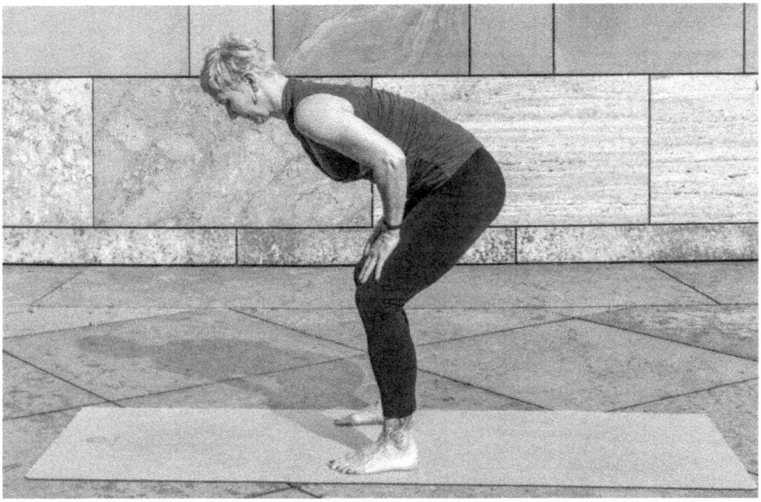

. Beugen Sie sich leicht vor, legen Sie die Hände auf die Oberschenkel und ziehen Sie das Kinn Richtung Bauchnabel. Atmen Sie tief aus, der Bauch wird dabei stark eingezogen. Nun atmen Sie tief in den Bauch ein und drücken dabei bewusst den Bauch heraus. Wiederholen Sie diese intensive Atmung einige Male. Die Übung stärkt die Mitte und fördert die Verdauung.

. Strecken Sie die Arme weit nach oben, sodass die gerade Bauchmuskulatur und die Flanken gedehnt werden. Atmen Sie tief ein, dann lassen Sie mit dem Ausatmen den Oberkörper mit gestreckten Armen und geraden Beinen nach unten sinken. Wenn möglich, berühren die Fingerspitzen die Zehen. Halten Sie diese Position mehrere Atemzüge und richten Sie sich wieder auf - wiederholen Sie die Folge mehrmals. Sollten Sie gut gedehnt sein, können Sie die Fingerspitzen unter die Zehenspitzen schieben, das intensiviert die Dehnung der Oberschenkelrückseite und des Gesäßes.

. Beugen Sie den Oberkörper nach unten, die Füße stehen hüftbreit, die Fußspitzen sind etwas zueinander gedreht, die Knie leicht gebeugt. Atmen Sie in dieser Position tief ein und aus. Wenn ein Zittern in die Beine kommt, ist das gut bzw. sogar gewollt. Es wirkt wie eine Massage von innen und kann Spannungen lösen. Zu Beginn ist diese Übung sehr anstrengend, es wird aber mit der Zeit leichter.

. Stellen Sie sich mit einem Bein auf ein dickes Buch oder eine Treppe. Ziehen Sie das Schambein Richtung Bauchnabel und halten Sie die Spannung. Die Hände sind in die Hüfte gestemmt. Nun schwingen Sie das freie Bein vor und zurück, ca. zwei Minuten. Achten Sie darauf, dass Sie nicht seitlich wegkippen, die Bewegung entsteht aus der Hüfte. Die Übung dehnt u.a. den Psoasmuskel der Hüftbeuger oder auch Seelenmuskel genannt.

. Sie stehen ungefähr hüftbreit und stellen sich vor, dass Ihre Knie auch „Fäuste“ sind. Beugen Sie die Unterarme etwas und machen mit den Händen feste Fäuste und spannen gleichzeitig die gestreckten Knie an. Atmen Sie dabei ein. Dann wieder alle vier „Fäuste“ mit dem Ausatmen loslassen. Wiederholen Sie die Übung einige Male. Gehen Sie mit der Aufmerksamkeit zu den Knien. Spüren Sie, wie und wo die Spannung im Rücken, im Bauch, im Anus und im Genitalbereich ist. Diese Übung lässt Sie spüren, dass Ihr Genital nicht entspannen kann, wenn beim Stehen die Knie durchgedrückt oder angespannt sind.

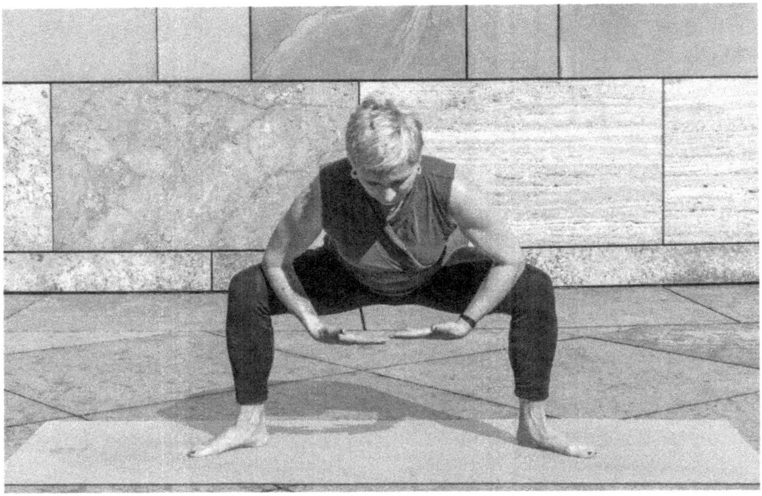

. Gehen Sie in die Grätsche, die Fußspitzen zeigen nach außen. Beugen Sie den Oberkörper mit geradem Rücken nach vorne, sodass die Ellbogen die Knie berühren, die Handteller liegen übereinander. Dann verschieben Sie das Gewicht so, dass die Handteller auseinandergehen, die Ellbogen drücken die Knie auseinander. Sie können spüren, wie das eine Öffnung im Beckenboden unterstützt.

Übungen sitzend, auf einem harten Stuhl oder Hocker

Grundhaltung: Setzen Sie sich gerade ohne sich anzulehnen auf einen harten Stuhl oder Hocker. Die Knie und Füße zeigen nach vorn und sind hüftbreit auseinander. Die Schultern sind locker, die Arme liegen entspannt auf den Oberschenkeln.

. Rollen Sie mit dem Becken über Ihre Sitzbeinhöcker vor und zurück. Um die Höcker bewusst wahrzunehmen, legen Sie Ihre Hände darunter. Nun heben Sie den linken Sitzbeinhöcker im Wechsel mit dem rechten Sitzbeinhöcker an. Der Oberkörper bleibt dabei aufrecht, die Füße fest auf dem Boden. Dann beginnen Sie eine Kreisbewegung mit dem Becken zu machen, erst in die eine Richtung, dann in die andere. Sollten die Hände schmerzen, können Sie sie wieder auf die Oberschenkel legen.

. Atmen Sie tief in den Bauch, dabei geht der Bauch weich nach außen, das Zwerchfell senkt sich und schiebt den Beckenboden leicht nach unten. Beim Ausatmen geht das Zwerchfell wieder nach oben und der Bauch geht nach innen und der Beckenboden hebt sich wieder leicht nach innen an. Nun spannen Sie mit dem Ausatmen den Beckenboden leicht an. Wiederholen Sie dies ein paar Mal. Zur Steigerung können Sie eine Hand auf den Bauch legen. Wieder mit dem Einatmen den Beckenboden sinken lassen, der Bauch wölbt sich nach außen. Mit dem Ausatmen den Beckenboden leicht anspannen und die Spannung über ca. drei Atemzüge halten. Kontrollieren Sie immer wieder, ob Sie die Spannung wirklich halten. Beim nächsten Einatmen entspannen Sie wieder den Beckenboden und atmen entspannt weiter. Zur weiteren Steigerung können Sie mit der Ausatmung den Unterbauch leicht einziehen. Bei dem nächsten Einatmen wieder lösen. Diese Atmung können Sie sich beim Beckenbodentraining häufig zu Nutze machen. Wiederholen Sie diese Grundübung drei bis vier Mal.

. Versuchen Sie, die Sitzbeinknochen aufeinander zuzubewegen. Diese kleine Bewegung ist nicht einfach und es dauert meist etwas, bis es gelingt. Die Übung aktiviert die mittlere Beckenbodenschicht.

. Bauen Sie aus der Grundhaltung mit der Ausatmung Druck auf den ganzen Fuß auf. Achten Sie darauf, dass Sie gut auf den Sitzbeinhöckern sitzen bleiben und den Anus möglichst lockerlassen. Im Unterbauch entsteht eine leichte Spannung.

. Variante: Drücken Sie die Fersen in den Boden und heben Sie die Zehen an.

Atemübungen

. **Löwenatmung**: Stützen Sie die Hände auf den Knien ab, strecken Sie die Zunge weit raus und brüllen/knurren Sie mit einem lauten Ton ein paarmal wie eine Löwin. Diese Übung ist gut geeignet, um die Spannung und den Stress nach außen zu bringen.

. **Bienensummen** ist wesentlich feiner. Legen Sie die Zunge ganz sanft an den Gaumen, entspannen Sie den Kiefer und summen Sie mit dem Ausatmen ganz zart wie eine Biene. Wiederholen Sie das 10 - 15 Mal, das beruhigt das Nervensystem.

. **Kapalabhati**, auch Feueratmung genannt, ist eine aktivierende Atemübung aus dem Yoga und zugleich eine Reinigungsübung:
. Setzen Sie sich aufrecht hin und legen Sie eine Hand auf den Bauch
. Atmen Sie in den Bauch ein, sodass er sich nach außen wölbt, mit dem Ausatmen ziehen Sie den Bauchnabel kraftvoll zur Wirbelsäule.
. Die Betonung liegt auf dem Ausatmen, also dem gleichmäßigen kraftvollen ruckartigen Einziehen der Bauchdecke. Das Einatmen geschieht eher passiv.

- Wiederholen Sie diese Atemübung 20 bis 30 Mal. Sie beruhigt und klärt das System.

- **Wechselatmung** – eine der Basisatemübungen aus dem Hatha Yoga: Der Daumen der rechten Hand liegt auf dem rechten Nasenflügel, die linke Hand ruht auf dem Bauch. Verschließen Sie mit dem Daumen das rechte Nasenloch und atmen Sie durch das linke Nasenloch ein, zählen Sie dabei bis vier. Verschließen Sie mit dem kleinen Finger das linke Nasenloch, lösen Sie den Daumen vom rechten Nasenloch und atmen Sie durch das rechte Nasenloch aus und wieder ein. Zählen beim Einatmen und beim Ausatmen jeweils bis vier.

- Verschließen Sie nun mit dem Daumen wieder das rechte Nasenloch, lösen Sie den kleinen Finger vom linken Nasenloch und atmen Sie aus und wieder ein. Verschließen Sie wieder das linke Nasenloch und atmen Sie durch das rechte wieder aus. Beginnen Sie von Neuem.

- Wiederholen Sie die Wechselatmung 20 Mal, versuchen Sie so ruhig wie möglich zu atmen. Kehle und Bauch bleiben dabei locker. Sollten Sie unsicher sein, ob Sie alles richtig machen, können Sie im Internet Videoanleitungen zur Wechselatmung finden.

- Wenn der Beckenboden verspannt ist, sind meist auch Kiefer und Zunge angespannt, was sich wieder auf den Beckenboden auswirkt. Um Kiefer und Zunge zu entspannen, öffnen Sie den Mund, drücken die Zunge an den Gaumen und lösen diese wieder mit einem Schnalzen, wiederholen Sie dies fünf Mal.

Übungen im Sitzen, auf dem Boden oder auf der Yogamatte

- **Schmetterling I:** Ziehen Sie die Beine an, die Knie fallen zu beiden Seiten auseinander, die Fußsohlen berühren sich. Umfassen Sie mit den Händen die Fußspitzen. Nun wippen Sie leicht mit den Knien auf und ab und ziehen den aufgerichteten Oberkörper Richtung Füße. Atmen Sie ruhig ein und aus.

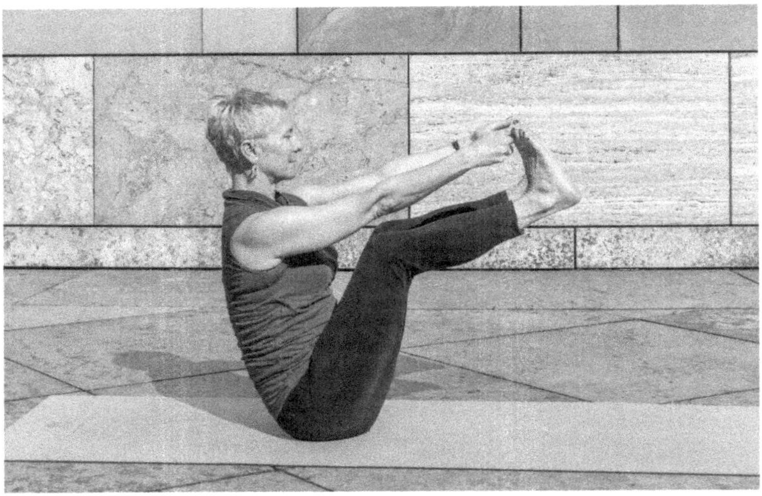

- Ziehen Sie die Knie zum Bauch und haken Sie die Finger an den großen Zehen ein. Nun heben Sie die Beine an und strecken diese so weit wie möglich. Halten Sie diese Position einige Atemzüge.

- Verlagern Sie das Gewicht leicht nach hinten, heben Sie die Beine etwas an und beugen Sie im Wechsel jeweils ein Bein und strecken Sie das andere vor. Wenn Sie sich mit den Händen hinten abstützen, wird es etwas einfacher.

. Setzen Sie sich aufrecht mit gestreckten Beinen hin, der Oberkörper ist aufgerichtet. Ziehen Sie nun die Fußspitzen Richtung Körper, spannen Sie dabei alle Muskeln an und halten Sie die Spannung kurz und lösen dann wieder. Auch hier können die Hände evtl. hinten leicht aufgestützt werden.

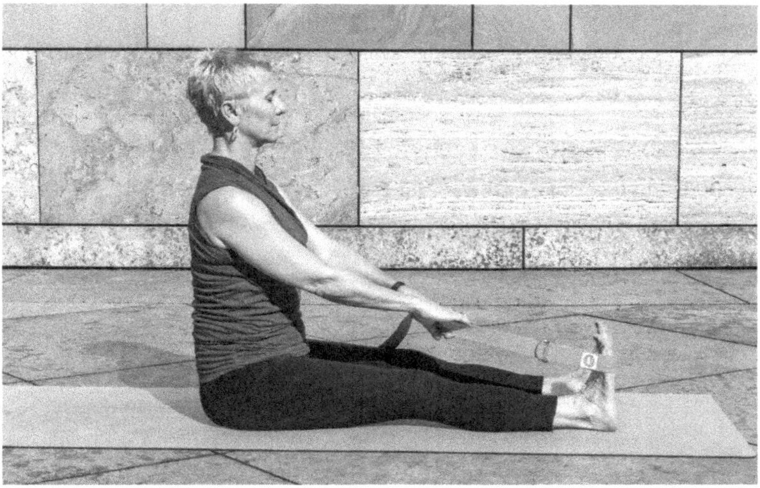

. Setzen Sie sich aufrecht mit gestreckten Beinen hin, legen Sie einen Yogagurt, ein Handtuch oder einen Gürtel um einen Fußballen. Ziehen Sie sich mit geradem Rücken nach vorne, um Spannung aufzubauen. Halten Sie die Dehnung einige Atemzüge und wechseln Sie dann das Bein. Diese Übung dehnt auch die Oberschenkelrückseite.

. Setzen Sie sich aufrecht mit gestreckten Beinen hin, ziehen Sie ein Knie an und umfassen Sie es mit beiden Händen, das andere Bein bleibt gestreckt. Nun rollen Sie sich langsam in Rückenlage ab und kommen wieder hoch. Wiederholen Sie jede Seite einige Male.

Übungen in Rückenlage

Grundhaltung: Sie liegen auf dem Rücken, die Beine sind bequem, ungefähr hüftbreit aufgestellt.

. Kippen Sie das Becken vor und zurück, in dem Sie zuerst ins Hohlkreuz gehen - das Becken kippt nach oben - und dann den unteren Rücken in die Unterlage drücken - das Becken kippt nach unten. Wenn Sie sich mit der Übung vertraut gemacht haben, gehen Sie mit der Aufmerksamkeit zu Ihrer Atmung und verbinden diese mit der Bewegung: Sie atmen ein, das Becken kippt nach oben und der Bauch wölbt sich nach oben. Mit dem Ausatmen spannen Sie den Beckenboden leicht an, das Becken kippt nach unten und der Bauch wird wieder flach. Wiederholen Sie die Übung einige Male. Klingt etwas kompliziert, ist aber super einfach.
Als Steigerung können Sie beim Ausatmen das Becken leicht mit anheben und bei der Einatmung wieder ablegen. Sobald Ihnen das leichtfällt, steigern Sie wiederum: Halten Sie das angehobene Becken über vier Atemzüge mit leichter Beckenbodenanspannung. Senken Sie ausatmend mit der Spannung das Becken ab, und erst dann lösen Sie die Spannung und atmen tief ein.
Beginnen Sie mit drei bis vier Wiederholungen und steigern Sie sich langsam auf sechs bis acht Runden.

Die sogenannten Schmetterlingsübungen dienen dazu, die Innenseiten der Oberschenkel und den Beckenboden zu dehnen.

. **Schmetterling II:** Stellen Sie die Beine an, Knie öffnen nach außen, die Fußsohlen berühren sich. Mit dem Einatmen heben Sie die Knie etwas an, mit dem Ausatmen lösen Sie wieder. Die Arme liegen bequem an der Seite. Wiederholen Sie die Bewegung einige Male.

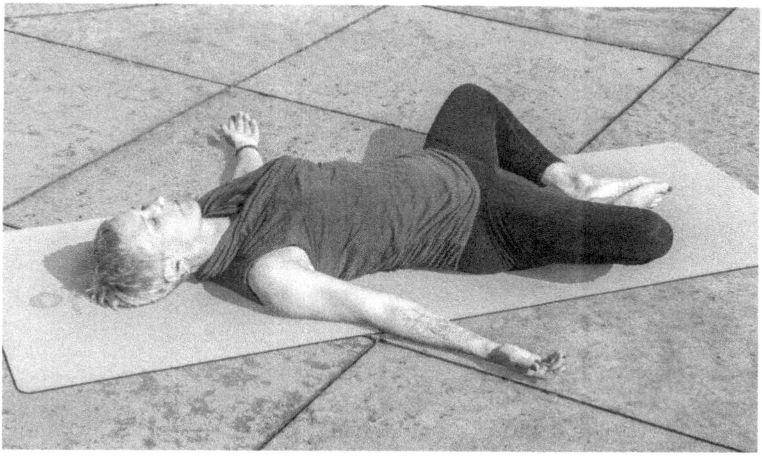

- **Schmetterling III:** Nehmen Sie die gleiche Haltung wie bei Schmetterling II ein. Drücken Sie im Wechsel die Fußsohlen aneinander und lösen diese wieder. Die Knie dabei nicht anheben oder nach oben wegschieben. Achten Sie darauf kein Hohlkreuz zu machen. Die Übung dehnt die Oberschenkelrückseite und zieht in der Leiste.

- **Schmetterling IV:** Nehmen Sie die gleiche Haltung wie bei Schmetterling II ein. Schieben Sie das Becken nach unten und den Kopf nach oben. Entspannen Sie die Wirbelsäule in die Länge. Drücken Sie die Fußsohlen aneinander und heben den Po etwas an - halten Sie diese Position einige Atemzüge. Die Hände liegen an den Rippen, die Schultern sind locker.

- **Schmetterling V:** Nehmen Sie die gleiche Haltung wie bei Schmetterling II ein. Heben Sie nun die Fersen um ca. fünf Zentimeter an, wobei die Zehen weiterhin den Boden berühren. Halten Sie dann in dieser Position die Fersen und Außenfußkanten zusammengedrückt und spannen den Beckenboden ein paar Sekunden lang an und lassen ihn dann wieder locker. Wiederholen Sie das einige Male. Sie können die Fersen mehr Richtung Po ziehen und zur Unterstützung ein Kissen unter die Knie legen, wenn sie das mögen.

. **Schmetterling VI:** Nehmen Sie die gleiche Haltung wie bei Schmetterling II ein. Drücken Sie die Lendenwirbelsäule in den Boden und kippen Sie das Becken etwas.

Sie können immer wieder zwischen den verschiedenen Schmetterlingen variieren, die Reihenfolge ist nicht wichtig.

Wenn Sie die Schmetterlingsübungen beendend haben, ziehen Sie die Knie Richtung Brust und machen sich klein wie eine Kugel und entspannen.

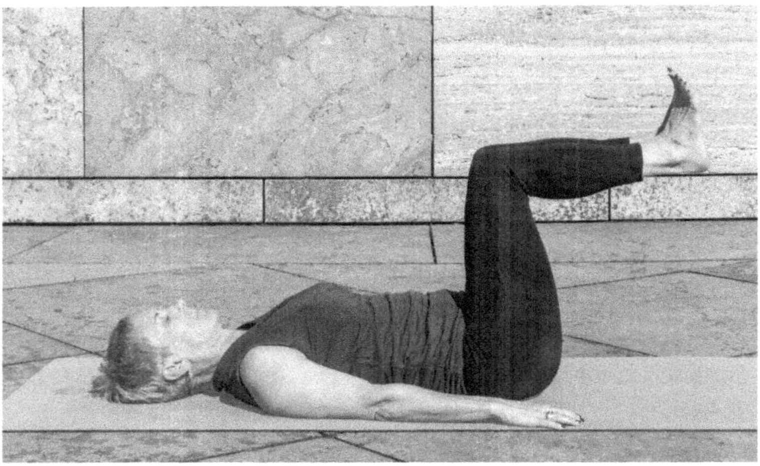

. Heben Sie die Beine an, die Unterschenkel parallel zum Boden. Ziehen Sie die Fußspitzen an und schieben Sie abwechselnd ein Bein mit der Ferse nach vorne weg. Dabei bleibt der Rücken flach am Boden, achten Sie darauf, nicht ins Hohlkreuz zu gehen. Strecken Sie das Bein nur so weit weg, wie es der Bauch halten kann. Wiederholen Sie ca. fünf Mal. Die Übung verbindet die tiefe Bauchmuskulatur mit dem Beckenboden.

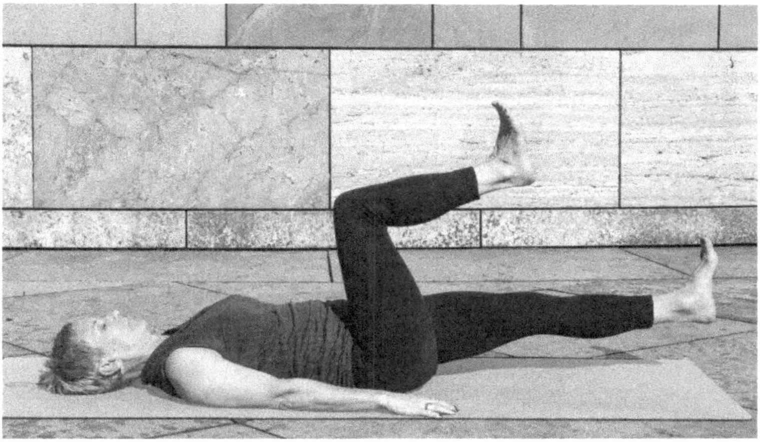

Variante: Schieben Sie beide Beine zusammen etwas nach vorne Richtung gegenüberliegende Wand und halten Sie mit der Bauchmuskulatur die Spannung.

Die folgende Übungsreihe besteht aus isometrischen Spannungsübungen, d.h. Sie trainieren Ihre Muskeln, ohne diese zu bewegen. Die Aktivierung erreichen Sie über Anspannung und Druck.

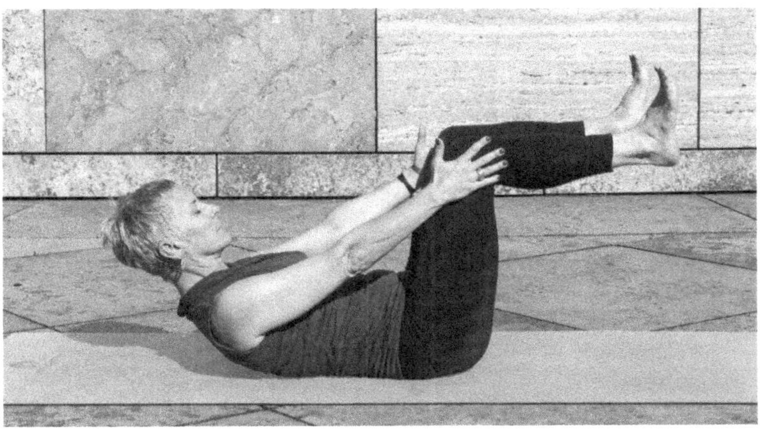

Heben Sie die Beine an, sodass sie angewinkelt und die Unterschenkel parallel zum Boden sind. Legen Sie die Hände von außen an die Knie.

Drücken Sie dann die Knie fest gegen die Hände und die Hände gegen die Knie. Halten Sie die Position einige Atemzüge und legen Sie dann Beine und Hände ab.

. Nun legen Sie die Hände innen an die Knie und drücken wieder gegen den Druck der Knie.

. Jetzt legen Sie die Hände vorne auf die Knie und drücken dagegen.

. Legen Sie die Handflächen zusammen, strecken Sie die Arme und schieben sie wie einen Pfeil nach vorne zwischen den Beinen hindurch und halten diese Stellung.

. Wiederholen Sie diese Haltungen mehrmals, je nach Kondition. Sie dient zur Stärkung der Körpermitte und der Kräftigung der Innen- und Außenseite der Oberschenkel.

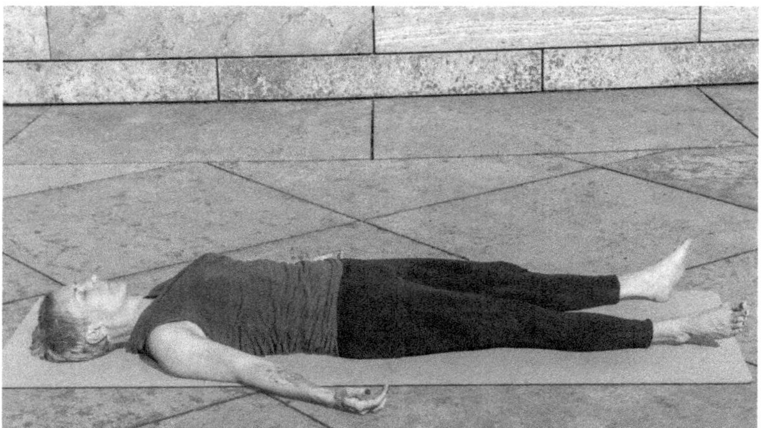

. Legen Sie sich ausgestreckt auf den Boden, die Arme liegen neben dem Körper. Spannen Sie nun den gesamten Körper an, dabei schieben Sie die Ferse nach unten raus. Halten Sie die Spannung, atmen Sie gleichmäßig ein und aus, nach ca. fünf Atemzügen lösen sie die Spannung. Wiederholen Sie das einige Male, die Übung hilft, Spannungen abzubauen. Das Foto zeigt die entspannte Position.

. Stellen Sie die Füße weit auseinander auf, lassen Sie beide Knie abwechselnd nach rechts und links fallen. Wiederholen Sie diese Bewegung einige Male und lassen Sie dann zum Ausruhen beide Knie nach innen fallen. Das lockert und macht das ganze Becken beweglicher.

. Stellen Sie die Füße wieder auf und drücken Sie mit leichtem Druck die Fersen in den Boden, spüren Sie die Spannung in den Beinen. Das ist eine sanfte Bauchmuskelübung zur Stärkung der Tiefenmuskulatur.

. Stellen Sie die Beine hüftbreit auf und stellen Sie sich eine Uhr vor. Nun kippen sie das Becken in Richtung zwölf und sechs Uhr und dann Richtung drei und neun Uhr.

. Ziehen Sie die Knie Richtung Brust, umarmen Sie sie und versuchen Sie dabei zu entspannen. Schaukeln Sie von rechts nach links und bleiben dann ruhig liegen. Durch den Druck der Schenkel können Sie gut Ihre Bauchatmung spüren.

. Verschränken Sie die Hände und strecken Sie sie Richtung Decke. Mit dem Einatmen strecken Sie aus der Schulter heraus die Hände Richtung Decke, mit dem Ausatmen loslassen. Alternativ können Sie die verschränkten Hände über dem Kopf mit dem Ausatmen ablegen, mit dem Einatmen die Arme wieder nach oben anheben.

. Stellen Sie die Beine an und drücken Sie abwechselnd die Fersen in den Boden, die Fußspitzen sind angespannt und etwas abgehoben. Spannung kurz halten. Nun entspannen Sie im Wechsel die Fersen. (Diese Übung geht auch gut im Sitzen, z.B. am Schreibtisch).

. Strecken Sie beide Beine mit den Fersen nach oben und kreisen nun die gestreckten Beine. Eine Übung für gut trainierte Bauchmuskeln.

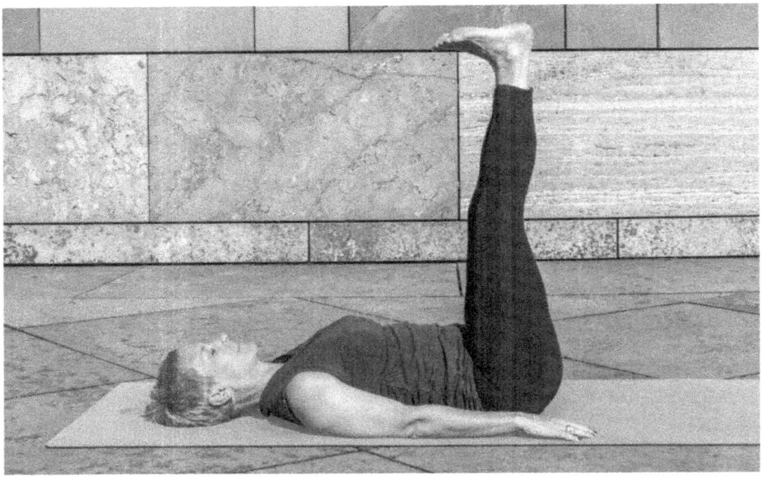

. Strecken Sie beide Beine mit den Fersen nach oben, die Arme liegen locker neben dem Körper, nun ziehen Sie abwechselnd ein Bein Richtung Brust und strecken es wieder, die Fußsohlen zeigen dabei Richtung Decke.

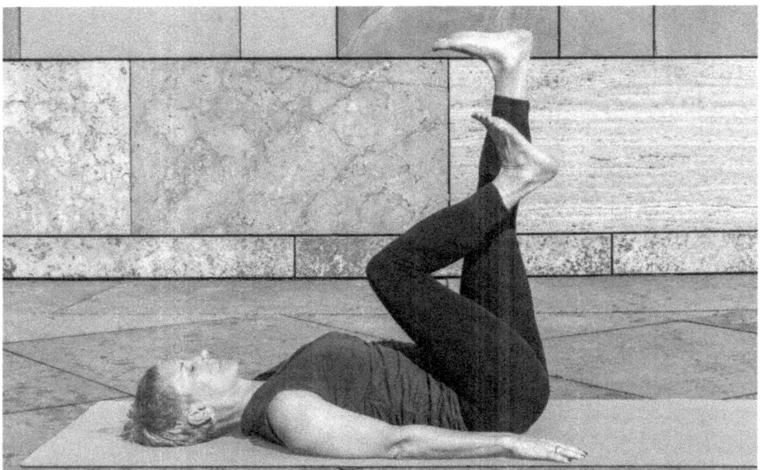

- Das gut bekannte Fahrradfahren in der Luft ist ebenfalls (vorwärts und rückwärts) wirkungsvoll, besonders wenn Sie die Kreise größer und die Bewegung langsam machen.

- Strecken Sie beide Beine nach oben, Fersen Richtung Decke, die Arme liegen locker neben dem Körper. Nun führen Sie ein Bein gestreckt ganz langsam fast bis zum Boden und wieder hoch. Dann wechseln Sie zum anderen Bein. Achten Sie darauf, dass die Arme entspannt bleiben und Sie beim Absenken des Beines nicht ins Hohlkreuz kommen.

- Ziehen Sie die Knie an und verschränken Sie die Hände am Hinterkopf, führen Sie nun im Wechsel den rechten Ellbogen Richtung linkes Knie und dann den linken Ellbogen Richtung rechtes Knie. Diese Übung kräftigt die schräge Bauchmuskulatur.

- Stellen Sie beide Beine auf, legen die Hände nahe der Ellenbeuge auf die Unterarme. Nun führen Sie in dieser Haltung den rechten Ellbogen Richtung Boden, während Sie die Knie in die Gegenrichtung Richtung Boden führen. Wechseln Sie flott von rechts nach links. Diese Übung erhöht die Beweglichkeit im Rumpf und im Becken.

- Kommen Sie in die Schulterbrücke: Stellen Sie die Beine an und heben Sie das Becken. Verweilen Sie einige Atemzüge in dieser Position. Die Brücke ist eine Übung, die den Beckenboden und die Bauchmuskeln stärkt und die Oberschenkelvorderseite dehnt. Sie ist auch bei Menstruationsbeschwerden oder bei Rückenschmerzen hilfreich.

Varianten

- Heben Sie das Becken mit dem Einatmen ganz leicht an und legen Sie es mit dem Ausatmen wieder ab. Wenn Sie das angehobene Becken ein paar Atemzüge halten, können Sie auch zusätzlichen Druck auf die Fersen geben und die Unterarme in den Boden drücken.

. Drücken Sie abwechselnd eine Pobacke nach unten, lösen Sie wieder und drücken Sie dann die andere runter.

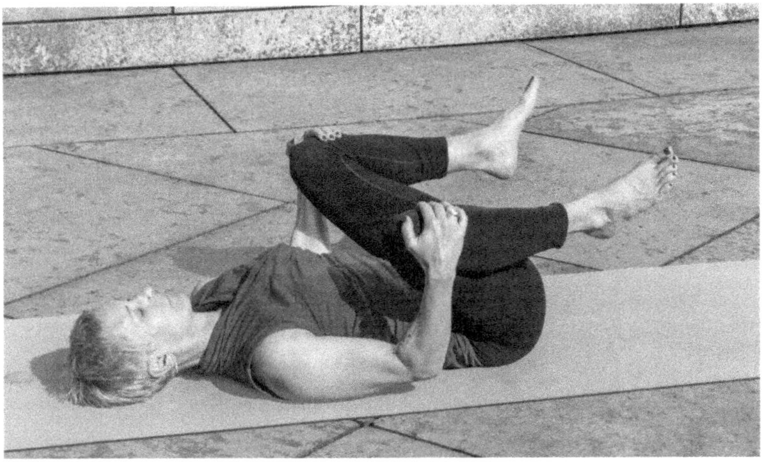

. Ziehen Sie beide Knie an, legen Sie auf jedes Knie eine Hand und öffnen Sie die Beine weit, halten Sie diese Position ca. 10 Atemzüge und entspannen in den Beckenboden hinein.

. Strecken Sie die Beine nach oben und grätschen Sie sie so weit wie möglich. Beim Ausatmen führen Sie die Beine wieder zusammen, beim Einatmen öffnen Sie sie wieder. Wenn möglich wiederholen Sie es zwanzig Mal. Diese Übung löst Verkrampfungen im Beckenboden und in den Hüften und stimuliert Nerven in der Gegend des Kreuzbeins.

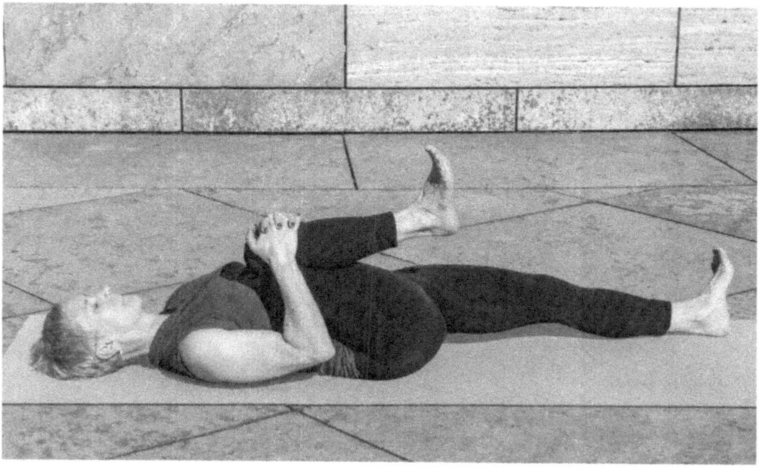

. Ziehen Sie das rechte Knie mit beiden Händen Richtung Schulter, das andere Bein ist gerade und aktiv, d.h. die Fußspitze ist angezogen. Halten Sie die Position einige Atemzüge, dann das Bein wechseln.

. Ziehen Sie das linke Knie Richtung Brust und halten es mit den Händen fest. Nun führen Sie das rechte, gestreckte Bein hoch und runter bis fast zum Boden. Dies dehnt den Hüftbeuger.

Variante

. Ziehen Sie das rechte Knie mit der rechten Hand Richtung Schulteraußenseite. So wird das Bein inkl. Leiste oben und außen gedehnt.

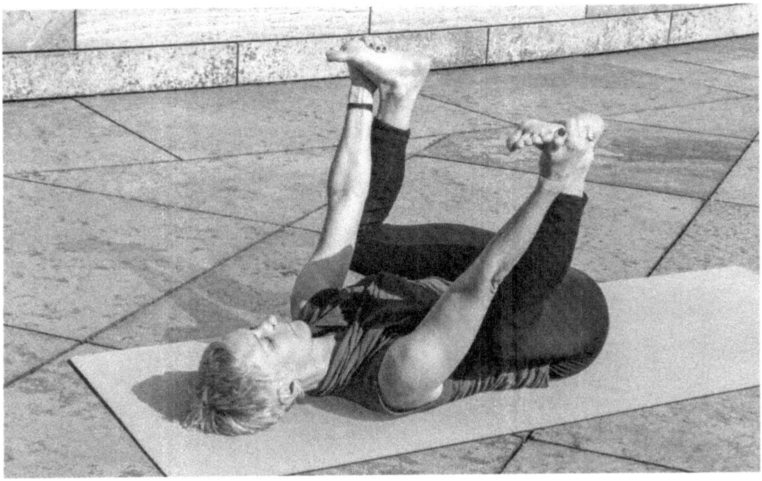

. Für die Übung „Little Baby" greifen Sie beide Füße, die Richtung Decke zeigen, von außen mit den Händen und ziehen die Knie möglichst Richtung Boden. Atmen Sie tief in den Bauch dabei. Das ist eine starke Öffnung im Beckenboden und dehnt die Rückseite des Oberschenkelmuskels. Verharren Sie so einige Atemzüge. Wenn Sie mögen, schaukeln Sie dann nach rechts und links. Es kann so weit gehen, dass Sie wieder zum Sitzen kommen. Sie können sich kugelnd durch den Raum rollen.

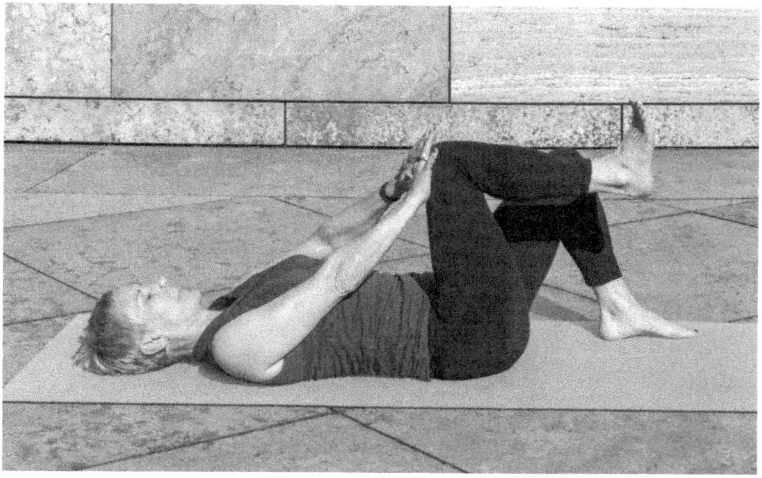

- Stellen Sie beide Füße etwas weiter weg vom Po auf, ziehen Sie ein Knie Richtung Kopf und drücken Sie mit den Händen gegen das Knie. Der andere Fuß bleibt am Boden. Halten Sie die Spannung ein paar Atemzüge lang, wechseln Sie dann das Bein. (Bild S. 104 unten)

- Zum Ausruhen legen Sie sich auf den Rücken, die Arme liegen über dem Kopf. Nun rutschen Sie mit dem Oberkörper und den geschlossenen Beinen jeweils etwas nach links. Das Becken bleibt in der Mitte. In dieser Halbmondhaltung können Sie in die ganze Flanke atmen und sie dehnen. Nach einigen Atemzügen wechseln Sie die Seite.

Übungen im Vierfüßlerstand

Grundhaltung: Die Hände stehen schulterbreit auseinander, die Ellbogen sind leicht gebeugt, die Knie sind unter der Hüfte.

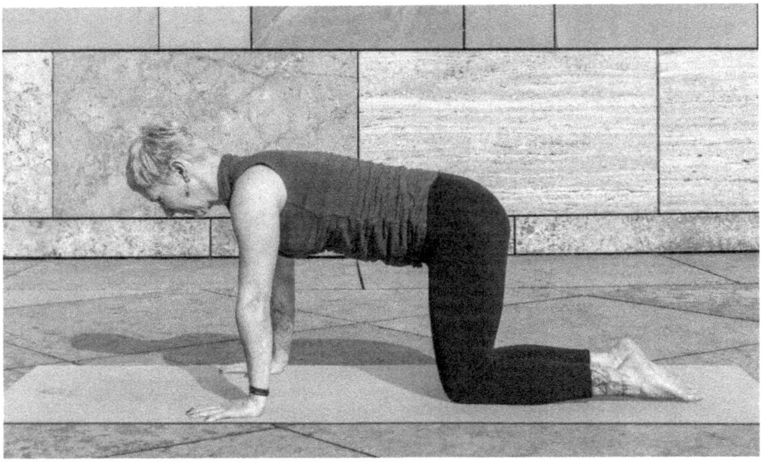

. Gehen Sie abwechselnd ins Hohlkreuz und machen dann einen runden Rücken, indem Sie das Becken leicht vor und zurück kippen. Nun nehmen Sie den Beckenboden und die Atmung hinzu, d. h. mit der Einatmung machen Sie den Bauch weich und erlauben ihm Richtung Boden zu sinken. Mit der Ausatmung spannen Sie den Beckenboden und den Bauch leicht an, sodass der Bauch flach wird. Dabei kippt das Becken ein wenig, der untere Rücken kommt leicht nach oben. Mit der Einatmung die Spannung wieder lösen. Der Rücken gibt dadurch nach und Sie sinken wieder leicht ins Hohlkreuz, der Bauch wird wieder ganz weich. Wiederholen Sie dies ca. 3-4 mal. Dann können Sie steigern, indem Sie pro Runde die kleine Spannung im Bauch und im Beckenboden über 3-4 Atemzüge halten.

Für eine Steigerung können Sie mit der Spannung im Beckenboden einen Arm nach vorn strecken, halten, und dann mit dem Ausatmen wieder lösen, anschließend die Arme wechseln. Dann können Sie die gleiche Übung mit den Beinen machen.

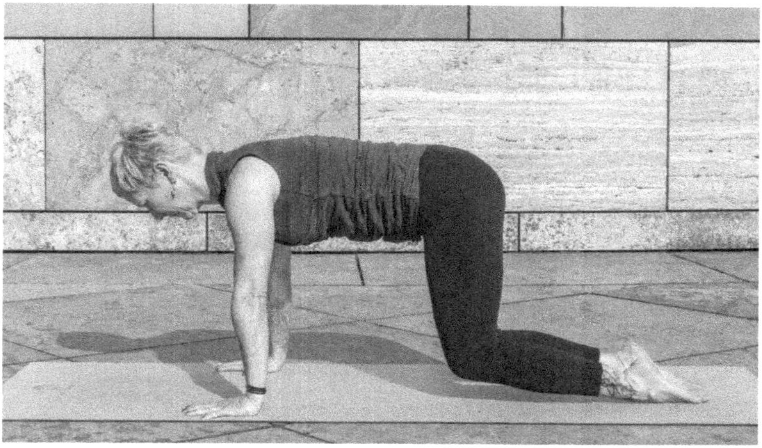

. Gehen Sie in den Vierfüßlerstand und heben Sie die Knie, das hintere Gewicht verlagert sich so auf den Fussspann. Halten Sie diese Position, wenn möglich bis zu 20 Atemzüge. In dieser Haltung können Sie intensiv die Kraft Ihres Körpers spüren.

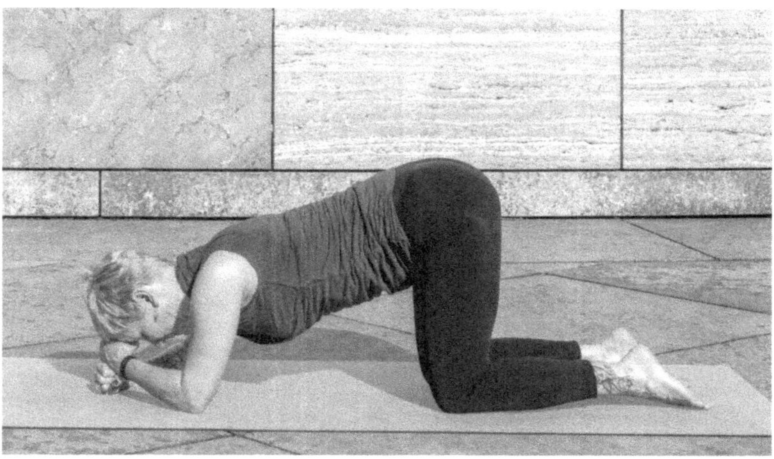

. Legen Sie die Unterarme mit übereinandergestapelten Fäusten ab, platzieren Sie den Kopf auf den Fäusten. Nun sagen Sie laut „brrrrr", als würden Sie ein Pferd stoppen wollen. Wiederholen Sie das mehrmals. Sie werden spüren, wie Bewegung in den Bauch, in den unteren Rücken und auch in den Beckenboden kommt.

. Ziehen Sie das rechte Knie Richtung Bauch und drücken mit der linken Hand dagegen, als würden Sie das Knie wegschieben wollen. Dann wechseln Sie zum anderen Knie. Wiederholen Sie einige Male.

. Nehmen Sie die sogenannte „Kindsposition" aus dem Yoga ein, d.h. Sie lassen mit geschlossenen Knien den Po so weit wie möglich auf die Waden sinken. Der Oberkörper ruht auf den Oberschenkeln. Wenn möglich berührt der Kopf den Boden, die Arme legen Sie mit Handflächen nach oben seitlich an den Körper. Atmen Sie tief und ruhig. Wenn es für Ihre Knie unangenehm ist, legen Sie sich einfach eine zusammengerollte Decke quer dazwischen. Diese Ruheposition dehnt den Rücken und den Beckenboden. Alternativ können Sie die Knie öffnen und sich wie oben beschrieben hinlegen.

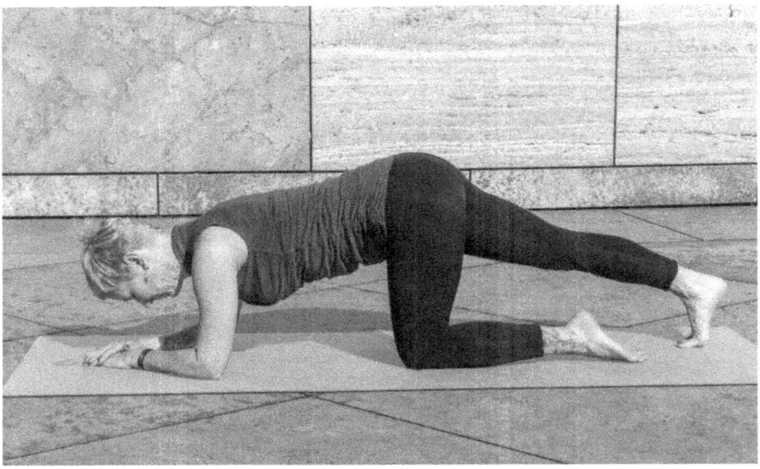

. Legen Sie die rechte Hand auf die linke, strecken Sie das rechte Bein nach hinten aus, stellen Sie den Fuß auf den Zehen auf, dabei drücken Sie die Unterarme in den Boden. Wiederholen Sie die Übung für jede

Seite einige Male, das dehnt u.a. die Rückseite der Oberschenkel.

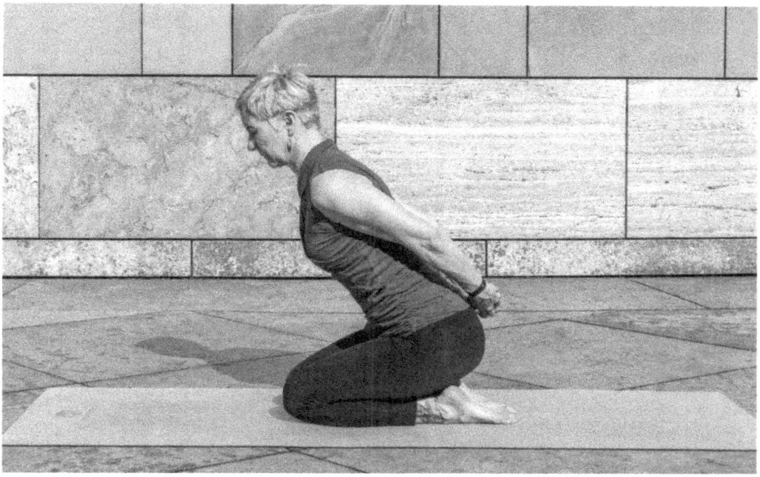

. Setzen Sie sich auf die Fersen und verschränken Sie die Hände hinter dem Rücken. Beugen Sie sich nun aus der Leiste leicht gerade vor und heben Sie aus der Kraft des Beckenbodens den Po leicht an. Anus und Vagina bleiben dabei entspannt.

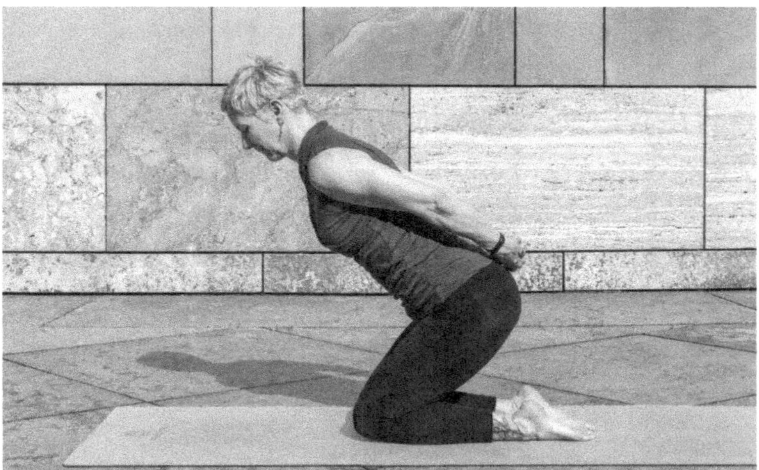

. Gehen Sie in den Fersensitz und stellen Sie die Hände hinten auf und heben das Becken leicht an. Das dehnt stark die Vorderseite der Oberschenkel. Zur Steigerung können Sie das Becken so weit vorschieben, dass der Oberkörper und die Oberschenkel in einer Linie sind.

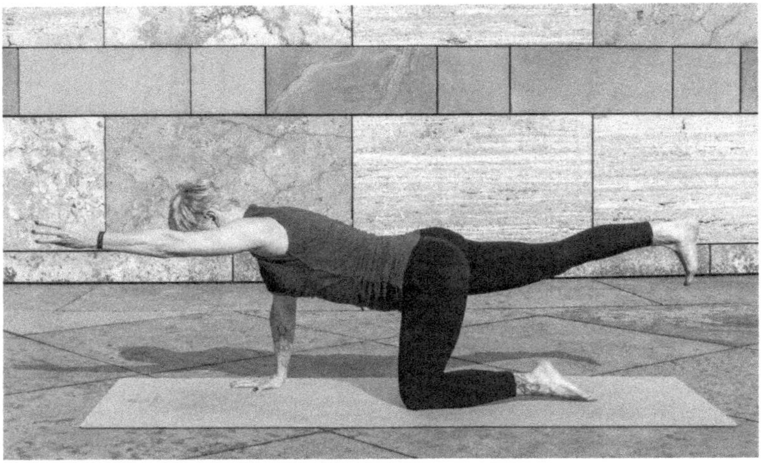

. Diese Haltung hieß beim Voltigieren die „Fahne". Dafür heben Sie das rechte Bein und den linken Arm gleichzeitig an und strecken beides aus. Dabei bleibt der Kopf in der Verlängerung der Wirbelsäule. Halten Sie diese Position eine Weile und wechseln Sie.

Variante

. Lassen Sie das rechte Knie und den linken Ellbogen unter dem Bauch sich berühren. Wiederholen Sie die Übung je Seite einige Male.

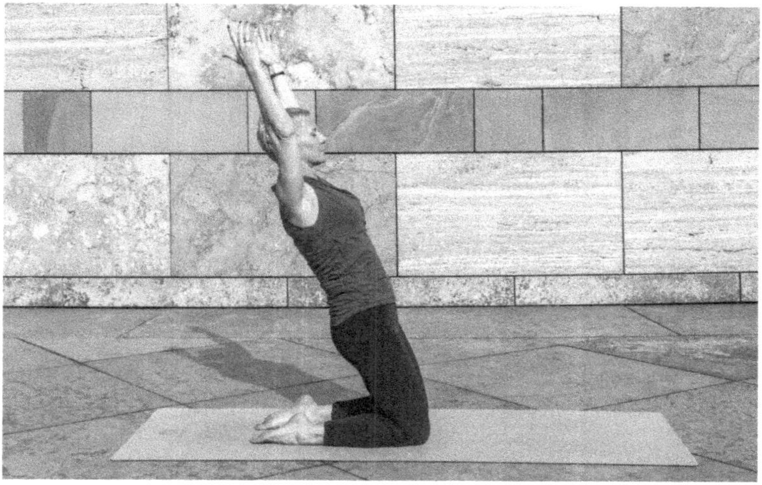

. Richten Sie den Oberkörper auf, die Unterschenkel sind hüftbreit auseinander. Strecken Sie die Arme nach oben, spannen Sie Bauch und Po fest an und verlagern das Gewicht etwas nach hinten. Dies dehnt die Vorderseite der Oberschenkel und kräftigt die Bauchmuskulatur.

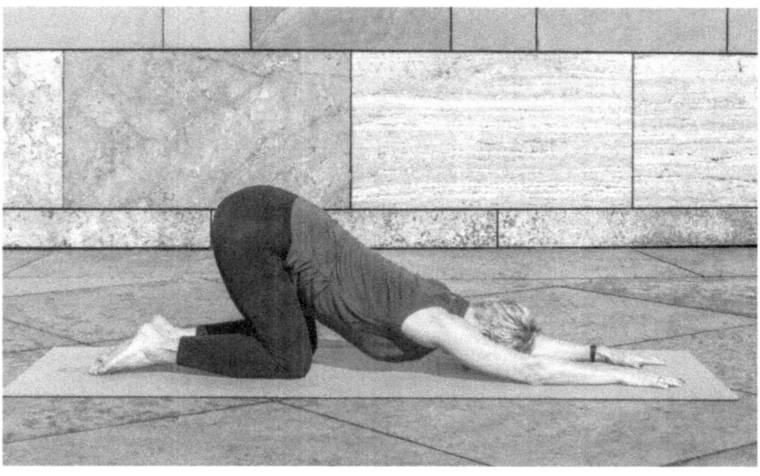

. Legen Sie die Hände relativ weit vorne ab, sodass die Unterarme flach auf dem Boden liegen, das Gesäß ragt nach oben. Halten Sie die Stellung einige Atemzüge und lösen sie dann. Wiederholen Sie einige Male.

Variante

- Senken Sie ganz langsam den Po auf die Fersen. Dabei gleiten die Hände zurück. Atmen Sie tief in den Bauch dabei. Auch dies einige Male wiederholen. Die Übung dehnt den ganzen Rücken und Pobereich.

Übungen im Liegen

Grundhaltung: Sie liegen mit etwas angewinkelten Knien auf der Seite, die Knie liegen aufeinander. Der Kopf liegt auf einem Oberarm, mit dem anderen Arm stützen Sie sich auf Brusthöhe ab.

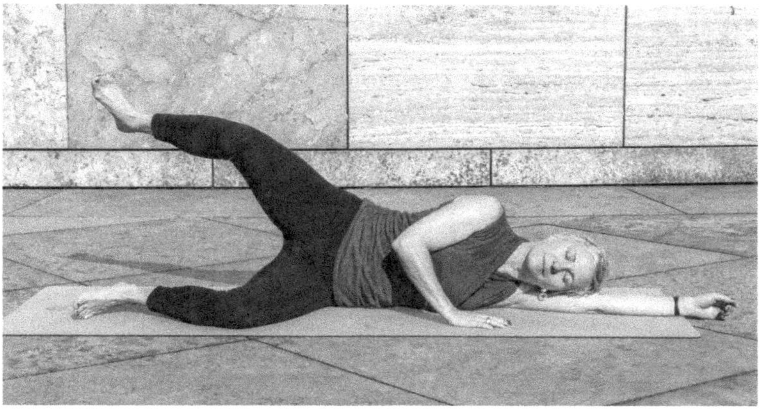

. Heben Sie das obere gebeugte Bein an, die Unterschenkel sind ungefähr parallel und senken das Bein wieder.

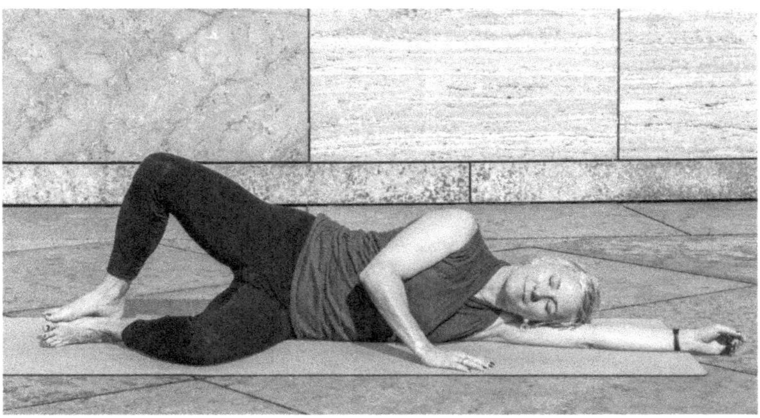

. Heben Sie das obere Knie an und öffnen und schließen Sie die Beine wie ein Buch, die Füße bleiben zusammen.

. Stecken Sie das obere Bein und führen es parallel zum Boden nach oben und unten.

. Wiederholen Sie die verschiedenen Varianten jeweils mehrmals. Sie werden spüren, dass die Übungen die Oberschenkelmuskulatur öffnen und gleichzeitig stärken.

. Strecken Sie beide Arme nach oben, der Kopf liegt auf dem Oberarm, das untere Knie ist etwas angewinkelt, das obere Bein ist gestreckt abgelegt. Bleiben Sie so eine Weile liegen und entspannen Sie. Probieren Sie, das gestreckte Bein ein paar Zentimeter weiter nach hinten zu legen, dort wo es richtig schön zieht. So wird eine ganze Faszienkette über Oberschenkel, Hüfte, Zwerchfell hoch bis in den Oberarm gedehnt.

. Gehen Sie in die linke Seitenlage und legen in Brusthöhe einen Ball vor sich (ungefähr 20 cm dick, alternativ können Sie einfach Ihre Faust nutzen), stützen Sie die rechte Hand darauf ab. Spannen Sie den Beckenboden mit dem Ausatmen leicht an und üben Sie dabei Druck auf den Ball aus. Wiederholen Sie dies mehrmals.

Übungen in der Bauchlage

Grundhaltung: Sie liegen ausgestreckt auf dem Bauch, Beine hüftbreit. Legen Sie die Stirn auf den übereinanderliegenden Händen ab.

. Heben Sie die Unterschenkel an und lassen Sie sie etwas geöffnet. Nun schwenken Sie ganz locker die Füße nach rechts und links Richtung Boden - wie ein Scheibenwischer. Dies ist gut für die Dynamik im ganzen Becken und gleichzeitig eine gute Bauchmassage.

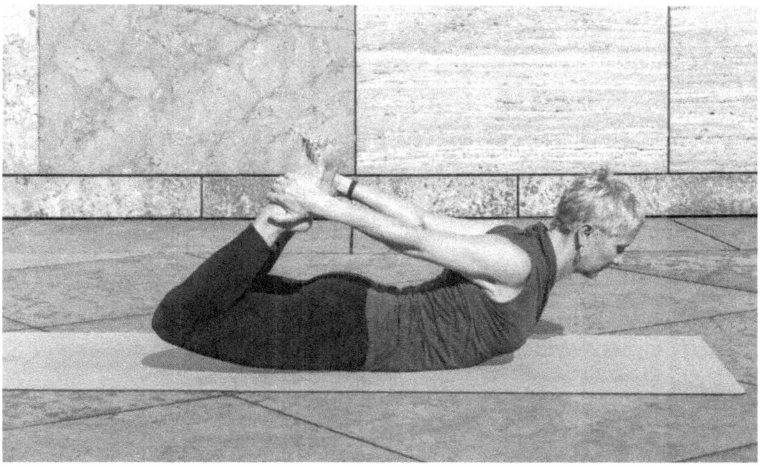

. Greifen Sie mit den Händen die Füße und ziehen Sie ein bisschen, das Schambein drückt dabei in den Boden. Die Oberschenkel und der Oberkörper heben sich etwas ab. Diese Übung öffnet den Oberkörper und dehnt gut die Oberschenkelvorderseite. Zu Beginn spüren Sie vielleicht einen unangenehmen Druck auf dem Schambein, das gibt sich mit der Zeit. Es ist ein Zeichen, dass die dort ansetzenden Beckenbodenmuskeln angespannt sind.

. Legen Sie die Stirn auf einer Faust ab, die zweite Hand ist am Po, die gestreckten Beine sind mit angezogenen Zehen hüftbreit aufgestellt.

Drücken Sie die Beine durch, sodass sich die Knie vom Boden lösen, halten Sie diese Position für einige Atemzüge und lösen Sie dann wieder. Nach einigen Malen können Sie die Hände wechseln.

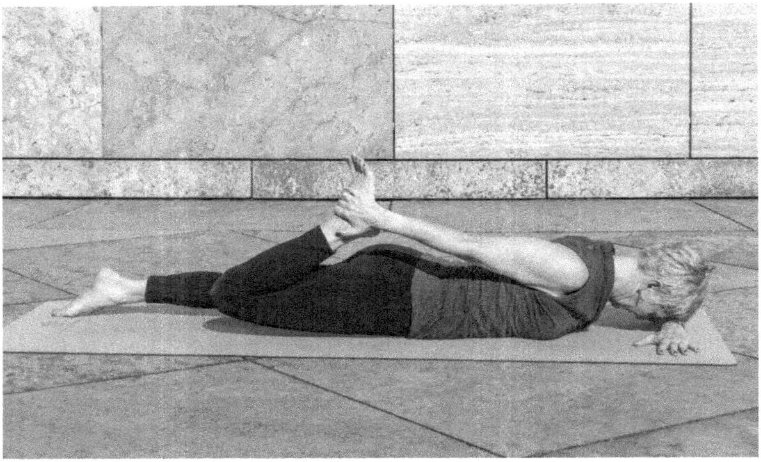

. Ziehen Sie den rechten Unterschenkel an den Po, wenn möglich greifen Sie mit der rechten Hand den Fuß. Achten Sie darauf, dass die Hüftknochen am Boden bleiben und Sie nicht ausweichen. Halten Sie diese Stellung einige Atemzüge und wechseln dann die Seite. Dies dehnt die Oberschenkelvorderseite und das Knie.

. Ziehen Sie ein Knie seitlich hoch, das andere Bein bleibt gestreckt. Halten Sie für einige Atemzüge die Dehnung, dann wechseln Sie.

Trauma Releasing Exercises (TRE®)

TRE® bzw. neurogenes Zittern von Dr. David Berceli sind spannungs- und traumalösende Körperübungen. Sie sind eine natürliche Möglichkeit, im Körper gehaltene Spannungen und Stress zu lösen. Es hilft die Muskeln, die durch vergangene Erlebnisse übermäßig angespannt worden sind, wenn eine Situation überfordernd war, zu entspannen. Es ist eine einfach zu erlernende Übungsreihe, die der Seele und dem Körper helfen kann, wieder ins Gleichgewicht zu kommen. Das durch TRE® ausgelöste Zittern, (manchmal sind es eher Schüttelbewegungen und Zuckungen) ist ein Selbstheilungsmechanismus, der tief in uns Lebewesen verankert ist. Dr. David Berceli hat diese Fähigkeit wiederentdeckt und diese Übungsreihe entwickelt. Die Übungen helfen zu entspannen und unterstützen den Körper in seiner Selbstregulation. Das Nervensystem wird dadurch entlastet und der Körper erlebt bei den Vorübungen auch den Unterschied zwischen Anspannen und Loslassen, was für den Vaginismus vorteilhaft ist.

Wenn wir in akuter Gefahr sind, funktionieren wir meist entweder sehr gut, flüchten oder erstarren. Wenn die Gefahr vorüber ist, kann der Körper durch Zittern, das zu viel an Energie, das sich durch die Stresssituation aufgestaut hat, abbauen. Bei Tieren ist dieses Verhalten, nachdem die Gefahr durch ein größeres Tier vorüber ist, häufig zu beobachten. Haben Sie schon mal erlebt, dass Ihnen die Knie zittern vor Aufregung/ Stress? Oder dass Sie nach einer bedrohlichen Situation plötzlich zu zittern begonnen haben?

Das Zittern lässt wieder Entspannung und Wohlbefinden in unser System einkehren und regt die Produktion von körpereigenen Wohlfühlhormonen wie Serotonin und Dopamin an. Die Verdauung und der Stoffwechsel profitieren davon und unser Immunsystems wird gestärkt. Auch unser Denken profitiert, denn je entspannter und ausgeglichener unser Körper ist, umso weiter und gelassener sind unsere Gedanken.

Leider sind wir meist chronischem Stress ausgesetzt, was uns in eine innere Dauerspannung versetzt. Die Muskeln entspannen sich nicht mehr und die Organe erhalten nicht mehr die Ruhe, die sie für ihre Tätigkeiten eigentlich brauchen. Der Adrenalin- bzw. Cortisolspiegel ist dann in der Regel erhöht. Wir merken oft nicht, wie hoch unser Spannungsniveau in den Muskeln und Faszien ist. Dazu kommt, dass Schmerzen oft durch erhöhte Muskelspannung unterdrückt werden.

TRE®

- aktiviert unseren angeborenen Regulationsmechanismus, es gleicht also Sympathikus und Parasympathikus aus.
- ist eine einfache Methode, um Stress zu lösen und zur Selbstregulation geeignet.
- fördert gesunden, tiefen Schlaf
- ermöglicht es, den eigenen Körper wieder besser zu spüren, um sich entspannter und lebendiger zu fühlen.
- hilft bei Erschöpfung
- es kann helfen, Ängste zu reduzieren

„Menschen sind biologisch darauf angelegt, alles loszuwerden, was ihren Wachstumsprozess behindert. Der Körper hat seine eigene Weisheit, um Spannungen zu lösen. Er strebt unentwegt an, das Leben in seiner vollständigen Kapazität zu leben. Die von mir entwickelte Methode TRE® aktiviert einfach nur diese Mechanismen und erlaubt damit dem Körper, die Spannungen durch seinen eigenen natürlichen Prozess zu lösen.
Es ist eine einfache Angelegenheit, dem Körper zu erlauben sich laufend selbst zu heilen. Das Lösen chronischer Spannung ist ein natürlicher Prozess des Körpers. Neurogenes Zittern ist der Mechanismus, diese Spannung zu lösen.“ Dr. David Berceli

Im Zentrum der TRE®-Übungen steht der Psoas, der starke Hüftbeuger. Dieser Muskel ist es, der uns ermöglicht, unseren Fluchtimpulsen zu folgen, was insbesondere in der Frühzeit bei Gefahr für Menschen überlebenswichtig war. Heute können wir meist in Situationen, die wir als gefährlich bzw. als stressig erleben, diesem Fluchtimpuls nicht mehr nachgeben.
Stattdessen wird der Impuls in eine bleibende Anspannung des Muskels verwandelt. Da der Hüftbeuger also stark auf Stress reagiert, wird er auch als „Muskel der Seele" bezeichnet. Er führt von den unteren Brustwirbeln, dem Zwerchfell und der Lendenwirbelsäule innen im Becken bis zur Oberschenkelmuskulatur. Wenn dieser Muskel stark verspannt ist, kann das zu Rückenschmerzen bis hin zu Knieschmerzen führen. Auch beim Vaginismus ist dieser Muskel beteiligt. Insofern bedeutet das bewusste Auslösen des TRE®-Zitterns sich dem Vaginismus direkt zu stellen.

Körperübungen von David Berceli

Die Übungen auf der nächsten Seite dienen zur Lockerung und zur Ermüdung der Muskulatur, damit das Zittern im Anschluss besser durch den Körper gehen kann. Im Stand je ca. 10-15 Wiederholungen.

. Verlagern Sie jeweils das Gewicht auf die Außenkante der Füße von rechts nach links, der Körper schwingt dabei etwas mit.

. Halten Sie sich mit einer Hand an einer Wand, heben Sie ein Bein leicht an und wippen mit dem Standbein auf den Fußballen auf und ab. Dann wechsen Sie zum anderen Fuß.

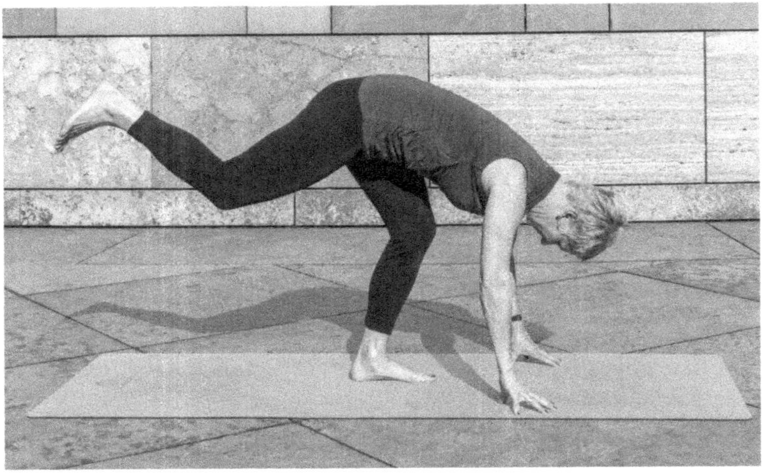

. Beugen Sie den Oberkörper nach unten, lassen Sie den Kopf hängen und stützen Sie sich mit den Fingern nahe bei den Füßen leicht am Boden ab. Heben Sie ein Bein etwas, nun beugen und strecken Sie das Standbein einige Male (ca. 15 Wiederholungen pro Seite) und wechseln dann auf das andere Bein. Richten Sie sich langsam auf und schütteln Sie die Beine kräftig aus.

. Sollten Sie Schwierigkeiten haben, den Kopf so lange nach unten hängen zu lassen, können Sie diese Übung auch im Stehen machen. Dazu halten Sie sich an einer Wand fest, heben einen Unterschenkel leicht an und beugen und strecken das Standbein, dann Wechsel auf den anderen Fuß.

. Gehen Sie in eine Grätsche, die Knie sind leicht gebeugt, bis Sie ein Ziehen in der Muskulatur der Innenseite der Oberschenkel spüren. Beugen Sie den Oberkörper vor und gehen Sie mit den Händen zum rechten Fuß, dort drei bis vier Atemzüge halten. Wechseln Sie nun zum linken Fuß. Kommen Sie zurück zur Mitte, verweilen Sie dort drei bis vier tiefe Atemzüge lang, dann beugen Sie die Knie und richten ganz langsam den Oberkörper wieder auf.

Sollten Sie den Kopf nicht so lange unten halten können, probieren Sie folgende Variation: Stellen Sie sich mit dem Gesicht nah vor eine Wand, grätschen Sie die Beine, strecken Sie die Arme hoch, die Handflächen liegen auf der Wand. Nun wandern Sie mit beiden Händen etwas nach rechts, atmen ca. zehnmal ein und aus und wechseln dann zur anderen Seite. Das Becken bleibt parallel zur Wand.

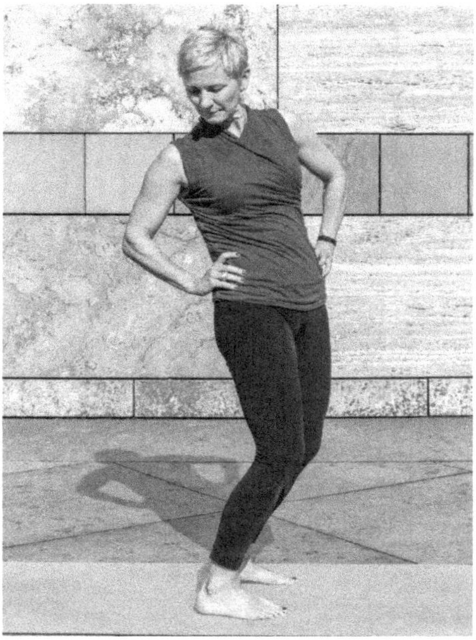

. Die Beine stehen parallel, etwa hüftbreit auseinander, die Hände liegen auf der Hüfte. Ziehen Sie das Schambein Richtung Nabel, also spannen Sie den Bauch an. Nun lehnen sie den Oberkörper etwas nach hinten (Sie sollten eine Dehnung der Oberschenkel spüren), schieben Sie die Ellbogen zusammen. Atmen Sie tief drei bis vier Mal in dieser Position ein und aus.
Nun lehnen Sie sich aus dieser Position etwas nach rechts hinten, halten wieder drei bis vier Atemzüge, und nach links hinten. Der Kopf dreht jeweils vorsichtig etwas mit nach hinten. Die Knie zeigen weiter nach vorne.

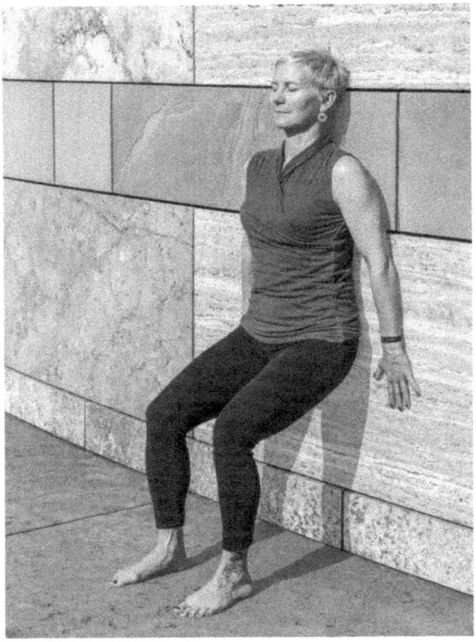

. Stellen Sie sich mit dem Rücken an eine Wand, die Füße etwas von der Wand weg, beugen Sie die Beine als säßen Sie auf einem Stuhl. Sollten die Beine anfangen zu zittern, ist das gewollt. Wenn die Beine ermüden, rutschen Sie ein kleines Stückchen weiter hoch und verweilen dort noch mal etwas. Kommen Sie so langsam Stück für Stück an der Wand nach oben. Die Beine sind leicht gebeugt. Sollte das Zittern kommen, lassen Sie es zu. Bleiben Sie in der Haltung, so lange wie es sich für Sie gut anfühlt, wenn möglich drei bis vier Minuten. Nun können Sie zum Ausgleich den Oberkörper vorbeugen und hängen lassen.

Auf dem Rücken liegend

. Stellen Sie ihre Füße auf und lassen die Knie nach außen fallen, sodass die Fußsohlen sich berühren. Atmen Sie tief und ruhig drei bis vier Mal ein und aus.

- Bleiben Sie in dieser Position und heben Sie das Becken für ca. eine Minute an. Lassen Sie die Knie möglichst entspannt und atmen Sie tief ein und aus. Wenn ein Zittern kommt, lassen Sie es zu.

- Legen Sie nun das Becken ab, die Beine bleiben geöffnet und die Fußsohlen beieinander. Bleiben Sie einige Minuten in dieser Haltung und führen dann ganz langsam die Knie zusammen und evtl. nochmals wieder etwas auseinander. Wenn das Zittern kommt, lassen Sie es zu. Die Knie immer weiter leicht zusammen- und auseinanderführen, aber nie so weit, dass sie sich berühren. Die Übung darf fünf Minuten oder länger dauern.

- Stellen Sie dann die Füße auf und lassen Sie das Zittern und Vibrieren weiter zu.

- Strecken Sie die Beine ganz langsam aus und begeben Sie sich in Ihre Lieblingskörperlage, spüren sie nach und ruhen Sie sich aus.

- Wenn die Übung mit geöffneten Knien schwierig ist, ist es möglich mit angestellten, geschlossenen Beinen zu beginnen und sie langsam zu öffnen.

Manchmal sind es ganz feine Vibrationen und manchmal größere Bewegungen und Zuckungen, die sich im ganzen Körper ausbreiten dürfen. Der gesamte Prozess kann fünf bis zehn Minuten dauern. Bleiben Sie so lange dabei, wie es sich für Sie gut anfühlt. Es kann sein, dass Sie die Abfolge der Übungen zwei bis drei Mal wiederholen können, bis das Zittern sich einstellt. Manchmal geht es auch ganz schnell. Die Herausforderung ist, sich in der Spannung zu entspannen.

Der Ablauf der gesamten Übung dauert ca. 20-30 Minuten.
Auf Seite 166 finden Sie einen Link zu einem Video der die Durchführung der TRE®-Zitterübungen anschaulich darstellt.

Jelly-Fish

Jelly-Fish (engl. Qualle) Übungen sind pulsierende Übungen, die die Selbstregulation des Körpers unterstützen und auch bei sexuellen Schwierigkeiten unterstützend wirken können.

. Zum Aufwärmen: Tanzen Sie intensiv und bewegen dabei das Becken in alle Richtungen.

Jelly-Fish I:

. Legen Sie sich auf den Rücken und ziehen Sie beide Knie an den Bauch und legen Sie jeweils eine Hand auf jedes Knie.
. Öffnen Sie die Knie und führen Sie sie mit dem Einatmen in einem Halbkreis nach unten, bis die Knie sich in der Mitte berühren. Nun führen Sie sie mit dem Ausatmen zusammen an den Bauch. Die Knie bewegen sich so, von den Händen geführt, in einem weiten Kreis vom Körper weg.
. Benutzen Sie dabei die Spiegelatmung, d.h. durch den Mund ausatmen, als würden Sie einen Spiegel anhauchen.
. Wählen Sie Ihr eigenes Tempo - langsam ist prima.
. Die Bewegung ist ganz weich und fließend.
. Lassen Sie den Kopf möglichst locker liegen.
. Die Augen können Sie schließen oder offen lassen.
. Die Übung hat einen stark entspannenden Effekt auf den unteren Rücken. Die Verdichtungshaltung, also wenn die Knie angezogen werden, regt eine tiefe Bauchatmung an.
. Während der Ausdehnung/Öffnung wird die Brustatmung mobilisiert.
. Machen Sie ganz langsam so weiter, so lange, wie es Spaß macht, gern ein paar Minuten lang.

Jelly-Fish II:

. Stellen sie die Füße auf, ein Stück vom Gesäß weg, Knie und Füße berühren sich nicht, die Arme liegen bequem neben dem Körper.

. Öffnen Sie mit dem Ausatmen langsam die Knie, so werden die Innenschenkel entspannt gedehnt.
. Mit dem Einatmen schließen Sie die Knie langsam wieder, ohne dass sie sich oben berühren.
. Wiederholen Sie die Bewegung in einem sehr langsamen Tempo.
. Benutzen Sie die Spiegelatmung (s.o.).
. Es können nun leichte oder stärkere Vibrationen in den Beinen entstehen. Es können auch vibrierende Empfindungen in den Händen und um den Mund auftauchen oder sich auch über den ganzen Körper ausdehnen. Lassen Sie das ganz bewusst zu.
. Die Übung dauert zwischen zehn und fünfzehn Minuten. Sie hat sich bei der Behandlung sexueller Probleme (z.B. jegliche Form chronischer vaginaler Spannung) bewährt.

Jelly-Fish III:

. Legen Sie sich auf den Rücken und legen die Arme in Schulterhöhe seitlich ab.
. Heben Sie mit der Einatmung die Arme langsam an, bis die Fingerspitzen Richtung Decke zeigen und legen Sie mit der Ausatmung die Arme wieder seitlich ab.
. Die Hände berühren sich oben nicht.
. Im Fokus ist hier die Pulsation in der Brust.
. Es kann zu Vibrationen in den Armen kommen, die sich über den ganzen Körper verteilen können, lassen Sie sie zu.

Jelly-Fish IV:

. Legen Sie sich auf den Rücken, stellen Sie Ihre Füße an und legen die Arme in Schulterhöhe seitlich ab.
. Nun kombinieren Sie die beiden vorhergehenden Übungen: Öffnen und schließen Sie Arme und Beine gleichzeitig.
. Da Arme und Beine einen unterschiedlich langen Weg haben, bis sie oben zusammenkommen, dürfen Sie das Tempo anpassen.
. Hände, Knie und Füße berühren sich nicht.
. Lassen Sie sich wieder Zeit für diese Bewegungen.

„‚Lassen Sie uns nun das energetische psycho-physiologische Modell betrachten, das bei den Jelly-Fish Übungen zum Tragen kommt. Orgon regiert den gesamten Organismus; es drückt sich in den Emotionen genauso aus wie in den rein bio-physikalischen Bewegungen der Organe. Übungen, die den Orgonfluss anregen, haben deshalb eine emotionale Auswirkung, oder was Gerda Boyesen einen vitalen Effekt nennt, also einen nicht-emotionalen gesundheitsorientierten Effekt. Pulsation ist das grundlegende Phänomen, durch das alle Felder eines Organismus koordiniert sind. Wenn wir wütend werden, erhöhen alle Felder ihre Pulsation. Die Flüssigkeiten strömen hauptsächlich nach außen, die Schlagrate von Herz und Atmung erhöht sich, das Blut fließt überwiegend in die Skelettmuskulatur usw.

Die Formel der Lust beinhaltet eine konstante Pulsation zwischen Ausdehnung und Zusammenziehung. Keiner kann sich ständig ausdehnen.

Man kann Spaß haben am Ausgehen, Tanzen, Trinken und Leute treffen, aber auch daran, einen Tag im Bett zu bleiben, ohne mit den weltlichen Dingen in Kontakt kommen zu wollen.

Wenn alles in Ordnung ist, vermitteln die Strömungen oder das Energiepotential im Körper natürliches Wachstum und Selbst-Verwirklichung sowohl psychologisch als auch physikalisch. Diese Energie sollte als verfügbares Reservoir in emotionalen Not- und Freudesituationen und bei Ekstase- und Wonnegefühlen verfügbar sein.

Wenn eine kritische Situation entsteht, entzieht der Organismus diesem Reservoir die zur Bewältigung der Situation nötige Energiemenge. Sobald diese abreagiert und die Gefahr vorüber ist, sollte die Energie jedoch frei zu dem Reservoir zuruckfließen und im Körper zirkulieren können, wobei natürliche Gefühle der Lebendigkeit und des Wohlbefindens entstehen.‘ (Gerda Boyesen, 1972)

Durch die Jelly-Fish Übungen kommen wir mit allen Hemmungen unseres pulsativ-regulativen Systems in Kontakt. Wir wollen die

Möglichkeiten koordinierter Bewegungen, Empfindungen, Emotionen und die Pulsation unseres Energiefeldes wiederentdecken.
Wenn wir diesen Aspekt unserer kernpsycho-physiologischen Möglichkeiten wiederfinden, können wir auch die verlorengegangenen oder noch nicht entwickelten pulsativen Möglichkeiten erforschen.

Die Jelly-Fish Übungen zielen auf eine langsame, pulsatorische, wellenähnliche Bewegung des Diaphragmas (Zwerchfell) ab.
Jelly-Fish Übungen, die die Vibrationen in den Armen und Beinen wiedererwecken, sind besonders nützlich, denn ein Mensch, der sie erlebt, kann nicht umhin zuzugeben, dass die Übungen den Körper vibrieren lassen, ohne dass Willenskraft dazu notwendig ist.
Jelly-Fish Übungen dienen dazu, verschiedene Schichten eines Menschen (von der Entspannung bis zu tiefen orgonomischen Phänomenen) aus verschiedenen Perspektiven zu erforschen. Sie haben also öffnende und heilende Kräfte."

Michael Heller, Biodynamischer Körperpsychotherapeut,
über die Jelly-Fish Übungen

Die Jelly-Fish Übung war übrigens die Lieblingsübung von Gerda Boyesen, der Begründerin der Biodynamischen Körperpsychotherapie.

Ihnen wünsche ich auch viel Freude beim Üben.

Die Beckenschaukel

Die Beckenschaukel ist eine der Standardbewegungen, die die Energie im Körper ins Fließen bringen kann und sowohl die Beweglichkeit als auch die Erregung verändern bzw. verstärken kann. Sie kann im Stehen, Sitzen oder Liegen durchgeführt werden.
Für die Hingabe und das Loslassen beschreibe ich hier die Durchführung im Liegen:

. Sie starten in der Rückenlage, die Beine sind hüftbreit angestellt und bequem vom Gesäß entfernt. Kippen Sie Ihr Becken etwas vor und zurück, sodass Sie in ein Hohlkreuz kommen, das etwas stärker ist als bei der Ruheposition.

. Verbinden Sie diese Bewegung mit Ihrer Atmung, auch hier können Sie die Spiegelatmung verwenden (s.o.). D. h. Einatmen, wenn Sie ins Hohlkreuz gehen und Ausatmen, wenn Sie den unteren Rücken Richtung Unterlage bewegen.

. Die Bauch- und Gesäßmuskulatur bleibt dabei relativ entspannt. Machen Sie die Bewegung relativ ruhig und langsam.

. Wenn Sie die Bewegung ohne viel Überlegung durchführen können, können Sie die Schultern mit dazunehmen, das ist dann die doppelte Beckenschaukel: Beim Ausatmen gehen die Schultern etwas zusammen, Ihr Oberkörper bildet mit dem Becken sozusagen eine Schale und bei der Einatmung öffnen Sie Ihre Schultern etwas und gehen so in die Spannung hinein.

Eine Anleitung für die Durchführung der Beckenschaukel im Liegen für Frauen, von www.lilli.ch
https://www.youtube.com/watch?v=cTSgPfGdecI

. Wenn Sie die Übung im Stand machen, können Sie das Becken intensiver vorkippen. Stellen Sie sich vor, dass Sie mit Ihrem Schambein einen Ball wegkicken wollen. Kraftvolles Atmen unterstützt Sie dabei.

Der Unterschied zu den Grundübungen ist, dass hier der Beckenboden nicht bewusst mit angespannt wird.

Das sexuelle Atmen, auch Flötenatmung genannt

Diese Übung ist eine gute Vorbereitung auf das Training mit den Dilatoren/ Vaginalstäben. Dabei wird der Atemstrom durch den ganzen Körper gelenkt.
Auch hier ist es gut, den Körper vorher etwas aufzuwärmen, indem Sie z.B. eine Runde ausgelassen tanzen oder joggen gehen.

Legen Sie sich auf eine bequeme Unterlage:

. Lassen Sie sich erst etwas Zeit, Ihren Körper bewusst wahrzunehmen und atmen einige Atemzüge lang tief ein und aus. Der Bauch darf ganz weich werden dabei.

. Stellen Sie sich vor, dass Sie einen Spiegel anhauchen. Achten Sie darauf, dass Sie Ihren Kiefer möglichst locker lassen.

. Dann stellen Sie sich vor, dass Sie eine innere energetische Verbindung, wie eine innere Flöte haben, die von Ihrer Vagina bis zum Mund führt.

. Nun stellen Sie sich vor, dass Sie durch Ihre Vagina einatmen und Ihren Atem durch diese Flöte innen nach oben ziehen und nach unten wieder ausatmen.

- Wenn Sie das einige Male gemacht haben und ein Gefühl dafür bekommen, beginnen Sie beim Einatmen Ihre Beckenbodenmuskeln anzuspannen und beim Ausatmen wieder loszulassen.

- Eine Flöte hat mehrere Löcher und Sie atmen zu Beginn bis zum ersten Loch, also ungefähr in Höhe des Bauchnabels.

- Weiter von unten einatmen, die Spannung etwas halten und sich viel Zeit lassen auch tief auszuatmen und loszulassen. Achten Sie darauf, dass Sie wirklich loslassen mit der Ausatmung.

- Lassen Sie sich Zeit Ihren eigenen Rhythmus zu finden und Ihr eigenes Tempo. Es darf relativ langsam sein.

- Nach der Ausatmung können Sie eine kleine Pause machen und die Ruhe genießen.

- Den Unterschied zwischen Spannung halten und Spannung loslassen wahrzunehmen ist sehr wichtig.

- Wenn Sie etwas Übung haben, können Sie weiter hochatmen, bis Sie von Ihrer Vagina bis zum Mund atmen können.

- Das Ganze darf ca. zehn Minuten dauern. Wenn Sie es mal nur zwei oder drei Minuten machen oder dabei einschlafen, ist das auch völlig in Ordnung.

- Da Sie Ihre Atmung gezielt durch den Körper lenken, von den Genitalien aufwärts, kann sich Ihre sexuelle Energie, die sich ja nicht nur auf die Genitalien beschränkt, im ganzen Körper verteilen.

Das orgasmische Atmen, auch Beckendotzen genannt

. Sie beginnen in der Rückenlage und stellen die Beine hüftbreit auf. Atmen Sie einige Male tief in den Bauch und heben mit dem Einatmen das Becken leicht an und lassen es dann mit dem Ausatmen auf die Unterlage - welche nicht zu hart und nicht zu weich sein darf - plumpsen (dotzen).

. Stellen Sie sich vor, Ihr Becken sei ein Gummiball, der leicht runterfällt und gleich wieder leicht hochhüpft. Machen Sie das Ganze in einem relativ flotten Tempo. Die Übung ist anfangs ungewohnt, macht aber, wenn Sie reingekommen sind, richtig Spaß und kann eine ganze Weile durchgeführt werden. Wenn Sie mögen, machen Sie Töne mit der Ausatmung, wenn Sie das Becken runter plumpsen lassen, z.B. ein tiefes Ha ha ha ha ha.

. Nach ca. zwei bis drei Minuten können Sie Ihr Tempo verlangsamen und die Bewegung langsam ausklingen lassen. Durch die kleinen Erschütterungen des Kreuzbeins beim Aufdotzen können sich innerliche Spannungen lösen und Ihr Becken wird wie aufgeweckt.

Machen Sie die Übung nur, wenn Sie sich ganz wohlfühlen und keinerlei Schmerzen haben.

Erfolgsbericht von Sara, 31, Lehrerin

Wie mein Körper und meine Seele aus den Schmerzen fanden

Mit diesem Bericht über meine ganz persönliche Geschichte in Bezug auf Schmerzen beim Sex, möchte ich möglichst viele Frauen erreichen, die sich vielleicht in einer ähnlichen Situation befinden, darunter leiden, nicht weiterwissen und womöglich nicht verstanden werden. Es ist mir eine Herzensangelegenheit, meinen persönlichen Leidensweg und den Weg aus den Schmerzen möglichst ehrlich und detailliert wiederzugeben - in der Hoffnung, dass ich anderen Frauen damit helfen kann ihren Weg aus den Schmerzen zu finden.

Die genauen Ursachen für die jahrelangen Schmerzen im Intimbereich und den damit verbundenen Leiden, die mit dem Start meiner sexuellen Aktivität aufkamen, werde ich konkret wahrscheinlich nie benennen können. Ich denke, es war eine ungünstige Mischung aus Lebensumständen, Erfahrungen und persönlichen Veranlagungen, die schlussendlich in Form von körperlichen Schmerzen ihren Weg nach außen fand - an einer Stelle, an der man am intimsten und verletzlichsten ist. Mir erscheint es wichtig, die möglichen Ursachen im Folgenden kurz aufzulisten, da es für andere Betroffene und deren Weg aus den Beschwerden hilfreich sein könnte.

Bei mir trafen vermutlich eine strenge religiöse Erziehung mit vielen (sexuellen) Tabus und Verboten, eine allgemeine hohe Sensibilität, eine teilweise daraus resultierende sozialphobische Ader und allgemeine Unsicherheit oder Anspannung meinerseits, ein schlechtes Körper- und Selbstwertgefühl, eine grundsätzlich trockene, rissige und empfindliche Haut wegen meiner leichten Neigung zu Neurodermitis und ein unschöner, so nicht gewollter erster sexueller Kontakt zu einem Mann aufeinander.

Mit meinem ersten festen Freund während des Studiums hatte ich mein erstes Mal mit 21 Jahren, ein paar Monate nach der oben genannten ersten unschönen sexuellen Erfahrung. Davor kam ich einem Mann nie näher als bis zu einem Kuss, da meine extreme Unsicherheit und Schüchternheit sowie auch meine Erziehung das nie bis dahin zugelassen hatten. Dementsprechend herrschte auf sexuellem Gebiet bei mir von vornherein eine Mischung aus Neugier, Unsicherheit und etwas Scham vor, denn in meiner Familie fand ich keine Ansprechpartner für solche Themen und musste sie somit heimlich für mich entdecken.

Dass das erste Mal schmerzvoll sein kann, war mir bewusst. So verwunderte mich es auch zunächst nicht, dass es sehr wehtat und es erst gar nicht richtig klappen wollte. Erst nach weiteren Versuchen, die nicht weniger schmerzvoll für mich waren - mein damaliger Freund schaffte es irgendwann in mich einzudringen -, wurde ich unsicher und merkte, dass wohl irgendetwas bei mir anders zu sein schien. Die Schmerzen waren so stark, dass mir oft sogar die Tränen dabei kamen und konnten auch nach dem „Sexversuch" noch bis zu einer halben Stunde andauern. Ich empfand sie als starkes Brennen - als ob man in eine offene Wunde Salz streuen würde. Am Anfang meines Leidenswegs reichten bereits zwei Finger aus, um bei mir Schmerzen in der Scheide auszulösen. Das machte den richtigen Geschlechtsakt natürlich ungenießbar und damit unmöglich.

Leider bekam ich von Anfang an ziemlich genau einen Tag nach den Sexversuchen zuverlässig wiederkehrende starke Blasenentzündungen, bei denen nur Antibiotika halfen. Durch das häufige Einnehmen der Medikamente (in der schlimmsten Phase ca. alle 6-8 Wochen) kamen noch wiederkehrende Infektionen des Intimbereichs mit Jucken und Brennen dazu, was die Haut noch empfindlicher und schmerzanfälliger machte, als sie es ohnehin schon war. Zudem merkte ich zunehmend, wie mein Körper den ganzen Infektionen nicht mehr Herr war und mein Immunsystem litt.

Zu all den Schmerzen und Nebenleiden kam letztlich zunehmend die psychische Komponente hinzu - der Frust, die Wut, die Verzweiflung und gefühlte Ohnmacht in einem Teufelskreis, aus dem ich irgendwie nicht herausfand und ratlos gegenüberstand. Es minderte mein Selbstwertgefühl noch mehr und ich begann bei sexuellen Annäherungsversuchen meines damaligen Freundes immer mehr abzublocken. Zu groß war die Angst vor den Schmerzen und vor dem daraus resultierenden anschließenden Frust. Auch Schuldgefühle gegenüber meinem Freund und die Angst, ihn an andere Frauen zu verlieren, die diese Probleme nicht hatten, kamen in mir hoch und machten alles noch schwerer. Von Lust konnte man schon gar nicht mehr sprechen, auch wenn andere sexuelle Praktiken möglich waren und schön sein konnten. Die Schmerzen machten alles kaputt.

Meinem damaligen Freund hatte ich eine Sache zu verdanken, die später eine entscheidende Rolle auf meinem Weg aus den Beschwerden spielen sollte: er recherchierte im Internet und empfahl mir das damals einzige auffindbare Buch, das praktische Tipps zu Schmerzen beim Sex enthielt und ein Set von Dilatoren, mit denen ich versuchen sollte, zu trainieren.

Ich war erst optimistisch und probierte alles aus - gab aber nach den ersten Wochen auf, als ich nicht über den zweitkleinsten Dilator hinauskam, so sehr ich auch versuchte, meinen Beckenboden zu entspannen. Meine Annahme zu diesem Zeitpunkt war, dass ich Vaginismus haben musste. Meine damalige Frauenärztin war nicht sehr verständnisvoll und wälzte meine Beschwerden auf reine Psychosomatik ab - laut ihr gab es bei mir keine (körperlichen) Probleme, geschweige denn einen vorliegenden Vaginismus. Meine Verzweiflung wuchs mit jedem Scheitern.

Letztlich scheiterte meine erste Beziehung nach knapp drei Jahren - nicht unbedingt wegen meiner Leiden, jedoch schwang die Thematik für mich mit. Ich hatte das Gefühl, meinem Exfreund würde es ohne mich besser ergehen. Mit meiner zweiten Beziehung, zwei Jahre später, starb meine Hoffnung schnell, dass mit einem anderen Partner vielleicht alles besser werden würde.

Nachdem ich mich getraut hatte, mich meinem zweiten Freund unter Tränen anzuvertrauen, aus Angst, er könne mich dafür zurückweisen, starteten wir erste Versuche. Es tat weh, aber seine anfänglich verständnisvolle Art war ein leichter Trost für mich, weiterzukämpfen. Doch der Frust und die Schmerzen machten gefühlt einen anderen Menschen aus mir. Ich verschloss mich immer mehr, mied den Sex mit meinem damaligen Freund zunehmend und sein Verständnis schwand nach und nach. Er warf mir an den Kopf, dass alle anderen Frauen nicht so seien wie ich und dass ich gar nicht richtig versuchen würde, meine Beschwerden in den Griff zu bekommen. Das war das Verletzendste, was man mir in meiner Situation sagen konnte. Es klang, als ob ich selbst schuld wäre.

Zu diesem Zeitpunkt hatte ich bereits den Frauenarzt gewechselt - bei dem ich bis heute bin, da er sich dieses Themas sehr annahm und mir sagte, dass viele Frauen betroffen seien, wenngleich es keine bekannten Ursachen gäbe. Er machte mir zudem klar, dass bei mir tatsächlich kein Vaginismus vorliege (ich also genug Platz in der Scheide hätte) sondern einfach eine sogenannte Vulvodynie - ursächlich ungeklärte Schmerzen an und in der Scheide. Die Diagnose löste mein Problem leider nicht.

Mein Frauenarzt sah sich zudem meine Haut genauer an und bemerkte neben den ständigen Infektionen eine oberflächliche Entzündung der Schleimhäute, die er sich nicht richtig erklären konnte. Ich hatte bis dato auch schon viele Infektionen durchmachen müssen und die vielen Medikamente taten der Haut nicht gerade gut.

Aus diesem Grund unterzog ich mich auf Vorschlag meines Arztes einer speziellen Laseroperation an der Scheide, um womöglich entzündete obere Hautschichten dort abzutragen in der Hoffnung, dass gesundes und schmerzfreies Gewebe nachwachsen würde. Zum ersten Mal hatte ich wieder Hoffnung, dass ich aus dem Teufelskreis doch noch ausbrechen können würde.

Nach der Operation kam jedoch schnell der Rückschlag: Der Schmerz war nach wie vor da, sobald zu viele Finger oder ein Penis versuchte, in mich einzudringen. Ich war kurz vor dem Aufgeben. Ich stellte mir vor, dass ich vielleicht nie Kinder haben würde. Vielleicht auch nie einen Partner, der lange oder für immer bei mir bleiben würde, weil ich ihm nicht genug wäre. Neben all den Schmerzen war die schlimmste Sache an der Situation die zunehmende psychische Belastung.

Auch meine zweite Beziehung scheiterte unschön – ebenfalls aus anderen Gründen, jedoch nach meinem damaligen Empfinden irgendwie auch aus meinen Leiden heraus und den daraus resultierenden psychischen Blockaden und Launen. Kurz vor Ende meiner zweiten Beziehung nach knapp drei Jahren – ich kämpfte bereits seit fast 7 Jahren gegen die Schmerzen an – beschloss ich aus der Verzweiflung heraus, nach einer Therapeutin zu schauen. Ich wusste einfach nicht mehr weiter, nachdem ich gefühlt jahrelang alles versucht hatte, die Probleme selbst in den Griff zu bekommen.

In den alle zwei Wochen stattfindenden Sexual- und Körpertherapiesitzungen drehte es sich zunächst einmal noch viel um meinen Trennungsschmerz und die damit verbundenen Ängste, je wieder einen Mann näher an mich heranlassen zu können. Ich fühlte mich von Anfang an wohl in den Sitzungen und zum ersten Mal richtig verstanden, da ich mit meinen Leiden offensichtlich so gar nicht alleine war. Allgemein tat das offene und schonungslose Aussprechen aller Beschwerden, die ich über die Jahre hatte, extrem gut. Ich war durch meine Erziehung ein recht verschlossener Mensch geworden, der vieles versuchte mit sich selbst auszumachen. Ich hatte Angst vor Ablehnung durch andere Menschen. Über mein Schmerzproblem redete ich natürlich erst recht nicht gerne - außer meinen Exfreunden hatte ich es nur noch meiner besten Freundin erzählt. Und selbst das empfand ich als Überwindung. Nun hatte ich zum ersten Mal den Raum, mir alles schonungslos von der Seele zu sprechen. Ohne Angst vor Wertung oder Ablehnung. Das tat sehr gut und half mir auch durch die erste schwierige Zeit nach der Trennung.

Als ich erste Hausaufgaben in Bezug auf meinen Körper bekam - Wahrnehmungs- und Körperübungen -, wusste ich noch nicht richtig, wo mich der Weg hinführen würde. Was ich schnell merkte war, dass die Atmung eine entscheidende Rolle bei den Übungen spielte. Andere Übungen glichen fast Yoga oder Sportübungen, die meinen Körper in Bewegung brachten bzw. meine Beweglichkeit förderten - insbesondere die Beine, das Becken, der Bauch und der Rücken waren Körperteile, die besondere Beachtung dabei fanden. Ich machte die Übungen regelmäßig, sowohl in den Sitzungen als auch zu Hause.

In den Sitzungen redeten wir viel über meine Erfahrungen mit den Übungen und wie es meinem Körper und Wohlbefinden erging. Auch das Thema Körperlichkeit und Sex im Allgemeinen kam zur Sprache und wie ich zu dem Thema stand, auch in Bezug zu mir selbst und auf Männer. Durch die offenen Gespräche wurde das Thema Sex für mich noch mehr zu einer Sache, bei der man kein Blatt vor den Mund nehmen musste, da es alle Menschen betrifft und es etwas Natürliches ist. Offene Kommunikation kannte ich aus meiner Erziehung nicht, weder in der Sexualität noch bei Gefühlen und Ängsten. Die Mischung aus Übungen für eine bessere Körperwahrnehmung und dem Sprechen über alle (belastenden) Dinge taten mir gut. Aus jeder Sitzung ging ich entspannter und erleichterter hinaus als ich hineingegangen war und spürte meinen Körper wieder viel bewusster, in dem ich steckte. Ich lernte den Unterschied kennen zwischen dem Gefühl, im Kopf zu leben und wenig Bezug zum Körper zu spüren und dem, in meiner Mitte zu sein.

Bald kam die Sprache auf zusätzliches körperliches Training - mit Dilatoren. Ich hatte ja einige Jahre zuvor bereits erste eigene Erfahrungen damit gemacht und war demnach noch skeptisch und unsicher. Schließlich war ich in der Vergangenheit ja damit gescheitert und hatte Angst, wieder ähnliche frustrierende Erfahrungen machen zu müssen. Ich wollte es dennoch noch einmal von Neuem angehen und fing mit dem kleinsten und kurz darauf mit dem zweitkleinsten Dilator (dem Dilator, der auch die Jahre davor noch keine Schmerzen verursacht hatte) an.

Meine Therapeutin ermutigte mich, mir so viel Zeit zu lassen wie ich brauchte, um mich wohl damit zu fühlen. Also beließ ich es einige Tage dabei, nur mit dem zweitkleinsten Dilator schmerzfrei zu trainieren. Ich gewöhnte mir einen immer gleichen Ablauf an: Zunächst stimmte ich mich mit Körper - Wahrnehmungs- und Atemübungen - auf das Training ein. Öfter nahm ich dazu auch eine CD hinzu, mithilfe derer ich durch die Übungen geführt wurde. Anschließend legte ich mich auf mein Bett oder auf einen bequemen Untergrund und atmete noch ein paar Mal tief und bewusst mit meinem ganzen Körper ein und aus (Die Übung hieß „die Flöte", weil man sich vorstellt den Luftstrom wie bei einer Flöte durch den ganzen Körper hindurch einzusaugen - beginnend bei der Scheide bis hoch zum Scheitel - und sie auf gleichem Weg zurück wieder auszustoßen). Auf einem unterlegten Handtuch hielt ich schon den Dilator an dem Haltegriff und ein bestimmtes Babyöl (das einzige, das mir an meinen Schleimhäuten in der Scheide nicht brannte) bereit, damit ich sofort beginnen konnte.

Zum vorsichtigen Einführen benutzte ich auch weiterhin die Atemtechnik der „Flöte". Das heißt, ich führte den Dilator Stück für Stück während des Ausatmens ein. Sobald der Dilator vollständig eingeführt war, ließ ich ihn erst einmal für eine Weile dort ruhen, um mich an das Gefühl zu gewöhnen. Anschließend massierte ich mit ihm sanft innere Stellen, die schnell unter Druck schmerzten und führte ihn ein paar Mal vorsichtig aus und wieder ein. Danach beendete ich das Training.

Zum nächstgrößeren Dilator kam ich recht schnell, da der bisherige aufgrund seines recht schmalen Durchmessers noch nie große Schmerzen bereitet hatte. Beim nächsten fühlte ich mehr Druckschmerz beim Einführen und ließ mir für diesen demnach auch länger Zeit und führte ihn anfangs nur teilweise ein, soweit es eben gut und entspannt ging. Der wichtigste Schlüssel beim Dilatorentraining war also, sich genug Zeit zu lassen und damit den Druck komplett wegzunehmen, irgendetwas schaffen zu müssen. Auch die bewusste Entspannung und Atemtechnik halfen mir beim Einführen.

Sobald ich schaffte, den dritten Dilator komplett einzuführen, trainierte ich auch mit ihm nach meinem gewohnten Ablauf und massierte immer wieder sanft die inneren Stellen der Scheide, die besonders mit Schmerz bei Druck reagierten. Natürlich gab es am Anfang auch Tage, an denen es gefühlt wieder schlimmer wurde. Diese Tage waren frustrierend und immer noch beängstigend für mich. Die Angst, dass es nie ganz gut werden könnte, steckte noch zu tief in mir drin.

Der vorletzte, vierte Dilator war mit Abstand der größte Schritt, was den Durchmesser anging und war auch derjenige, den ich nie zuvor einführen hatte können. Ich hatte noch immer Respekt, merkte aber durch die Sitzungen, Übungen und dem vielen Auseinandersetzen mit Sexualität im Allgemeinen und meinem Körper, dass ich zuversichtlicher wurde.

Mir fiel ein riesiger Stein vom Herzen, als es mir zum ersten Mal gelang, den vorletzten Dilator einzuführen. Ich weiß noch, dass ich vor Erleichterung weinen musste. Die nächsten Male klappte das Training immer entspannter, als ob so langsam ein Schalter sich in mir umlegt hätte. Nach circa zwei oder drei Monaten arbeitete ich nur noch mit dem vorletzten und letzten Dilator - anfangs erst der kleinere als Startsicherheit, anschließend dann der größte Dilator, der circa der Größe eines durchschnittlichen Penis entsprach.

Meine immer noch vorhandenen Infektionen brachten jedoch auch da immer noch Rückschläge mit sich, da meine Haut dadurch sehr gereizt war und ich mich damit nicht sehr wohlfühlte, geschweige denn trainieren wollte. Die Angst vor Penetration und vor unsäglichen Schmerzen wurde jedoch mit jedem (erfolgreichen) Training immer kleiner und ich begann mir und meinem Körper wieder mehr zu vertrauen. Das fühlte sich unbeschreiblich gut an und gab mir einen unglaublichen Motivationsschub, nicht aufzugeben.

Meine Blasenentzündungen brachte ich mithilfe von Osteopathie, durch Massagen meiner völlig verkrampften Blase und des Beckenbodens in den Griff. Auch dies hatte zu meiner generellen Angst vor Schmerzen beigetragen und erleichterte mich merklich. Nach circa einem halben Jahr konnte ich recht zuverlässig mit dem größten Dilator arbeiten und hatte keine Angst mehr vor dem Einführen. Die Schmerzen waren so gut wie nicht mehr vorhanden, außer an schlechteren Tagen noch etwas oder wenn meine Haut von Infektionen geplagt war. Da mein Frauenarzt mich aber gut damit betreute, konnte ich mit diesen auch immer besser umgehen.

Die letzte Hürde war letztlich nur noch, mit einem Mann zu schlafen und dabei keine Schmerzen zu empfinden. Dies erlebte ich, als ich jemanden nach einer gewissen Zeit kennenlernte und befreite mich letztlich noch vom letzten Rest Anspannung oder Angst.

Die Dilatoren benutzte ich glaube ich noch ein Jahr lang hin und wieder als Sicherheit, damit ich darauf vertrauen konnte auch keinen Rückfall zu erleiden. Ich hatte seither nie wieder einen und bin bis heute noch unglaublich dankbar und glücklich darüber. Mein siebenjähriger scheinbar aussichtsloser Kampf gegen die Schmerzen fand mit Beginn der Körpertherapie, der damit verbundenen Unterstützung und der ganz bewussten Auseinandersetzung mit der Sexualität und meinem Körper ein Ende.

Im Rückblick auf meine persönliche Geschichte und meinen Leidensweg habe ich ein paar wichtige Erkenntnisse gewonnen, die ich abschließend gerne weitergeben würde:

1. Es gibt nicht die eine Ursache für Schmerzen beim Sex. Es kann Vaginismus sein, es kann aber auch eine Vulvodynie sein. Bei letzterem können, denke ich, viele verschiedene Ursachen einfließen. Und genau das ist wichtig zu wissen, um von den Schmerzen wegzukommen – man muss von allen Seiten her „angreifen". Bei mir waren es wahrscheinlich eine Mischung aus körperlichen und psychischen Ursachen – Hautprobleme, Entzündungen, Ängste, Traumata, Erziehung und Sensibilität.

2. Man sollte offen über Sexualität und über Ängste/Probleme reden können und die mentale Ebene genauso wichtig nehmen wie die körperlichen Probleme. Probleme auszusprechen, Gefühle dabei zuzulassen und zu spüren, dass man verstanden und aufgefangen wird, haben mir unglaublich auf meinem Weg aus den Schmerzen geholfen und waren ein entscheidender Faktor in meiner Therapie. Es gibt mir bis heute unglaublich viel Selbstbewusstsein zurück.

3. Mit der Heilung der Schmerzen und dem damit verbundenen seelischen Leid heilten nach und nach auch die anderen körperlichen Beschwerden aus. Der Körper kam also dadurch wohl wieder insgesamt ins Gleichgewicht. Ich habe meine Therapie bereits seit einem Jahr beendet – und es geht mir so gut wie nie. Ich habe weder Schmerzen noch Angst vor Sex mit einem Mann, noch habe ich Blasenentzündungen zu erleiden. Und seit einem Jahr habe ich nun auch keinerlei Infektionen in der Scheide mehr.

Heute kann ich in Bezug auf Sex zuversichtlich in die Zukunft schauen und ihn vollständig und befreit genießen. Ich hoffe, dass viele Frauen einen Weg aus ihrem persönlichen Schmerz finden. Vielleicht kann meine Geschichte einen Teil dazu beitragen.

Das Reingleiten üben – Dilatorentraining

Dilatoren sind an der Oberfläche glatte, konisch geformte Stäbe, meist aus Silikon. Sie dienen dazu, Ihre Vagina zu trainieren, d.h. zu dehnen, damit sie lernt, dass etwas in sie hinein darf, ohne dass sie unkonrolliert krampft, zittert oder brennt. Mit der kleinsten Größe, entsprechend ungefähr einer Fingerdicke, wird angefangen.

Häufig werden die Dilatoren als das wichtigste Mittel beschrieben, um Vaginismus zu heilen. Meiner Erfahrung nach ist es viel wichtiger, im Vorfeld die Ängste, die negativen Erlebnisse anzuschauen und ein Verständnis für die Entstehung des Problems zu entwickeln. Darüber hinaus braucht es mehr Wissen und Zugang zum eigenen Körper. Gleich mit den Dilatoren zu beginnen, stellt eine Überforderung dar, besonders bei den jungen Frauen, die noch nie Geschlechtsverkehr hatten.

Ein langsames und behutsames Rantasten an die Dilatoren erscheint mir dann angezeigt, wenn Sie sich selbst bereit dazu fühlen, sonst entsteht noch mehr Frust und Enttäuschung.

Dilatoren helfen den irritierten Beckenbodenmuskeln wieder zu vertrauen, dass es gutgeht und nichts passiert, wenn sehr vorsichtig und langsam etwas in die Vagina eingeführt wird. So können Sie und Ihr Körper langsam verstehen, dass Sie bei einer Penetration entspannt bleiben können. Etwas witziger oder „charmanter" finde ich, Möhren zu benutzen. Es gibt sie in allen Größen und einige Frauen tun sich damit leichter als mit den Stäben.

Bevor Sie mit dem sanften Einführen beginnen, sollten Sie sich mit Ihrem Körper vertraut gemacht haben. Es wäre gut, wenn Sie Ihren Beckenboden kennengelernt haben, z. B. über die oben genannten Übungen. So ist die Flötenatmung (s. S. 130) sehr gut als Vorbereitung. Wichtig ist, dass Sie sich Zeit lassen und geduldig mit sich sind.

Eventuell wärmen Sie vorher das Material an, damit es sich nicht kalt anfühlt. Benutzen Sie Gleitcreme/Gleitgel oder biologisches Mandelöl, so werden die empfindlichen Schleimhäute nicht gereizt. Probieren Sie, was Ihnen guttut.

Es braucht etwas Übung, um ein Gefühl dafür zu bekommen, in welchem Winkel sich die Vagina befindet, wie also der Dilator gehalten werden muss, um ihn einführen zu können. Vielleicht mögen Sie es erst mit Ihrem Finger ausprobieren. Mit ihm haben Sie die volle Kontrolle und ein direktes Gefühl für Ihren Körper. Durch die Berührung am Finger und des Körpers findet eine neuronale Vernetzung im Gehirn statt, was hilfreich ist.

„Eigentlich dachte ich immer,
dass ich auf Sex verzichten könnte,
aber ich bin heilfroh,
dass ich mich auf den Weg gemacht habe,
um mich neu zu entdecken.
Das ist so spannend!"

Legen Sie sich auf den Rücken und versuchen Sie sich zu entspannen. Halten Sie den Finger oder Dilator an Ihren Vaginaeingang. Atmen Sie tief ein und aus. Achten Sie darauf, dass die Beckenbodenmuskeln möglichst entspannt sind. Durch die Beckenboden-Übungen konnten Sie schon ein Gefühl dafür entwickeln. Ich empfehle, erst dann die Dehnung der Muskeln anzufangen, wenn es möglich ist, einen Finger entspannt zwischen den Schamlippen liegen zu lassen. Wenn Sie sich bereit fühlen, öffnen Sie Ihre Vulvalippen und probieren Sie ihn erst mal in diesem Bereich mit dem Finger oder Dilator hin und her zu streichen, bevor Sie ihn ein ganz kleines bisschen, ca. ein Zentimeter einführen. Für den Anfang ist das genug.

Steigern Sie ganz langsam von Mal zu Mal und Woche zu Woche. Auch hier gilt: Fordern Sie sich etwas, aber überfordern Sie sich nicht. Atmen Sie tief und gehen Sie so weit, wie es heute für Sie möglich ist. Sie wählen Ihr Tempo und es kann (und darf) zu Beginn sehr langsam sein.

Wenn es möglich ist einen Stab einzuführen, lassen Sie ihn erst mal dort in Ruhe liegen. Wenn Sie wollen, können Sie ihn dann etwas vor und zurück bewegen und drehen oder die Vagina damit von innen massieren.

Wenn Sie dann den großen Erfolg hatten, dass es möglich war einen Finger oder den dünnsten Dilatorstab ganz einzuführen, bleiben Sie einige Zeit (vielleicht Wochen) dabei. Erst wenn Sie relativ entspannt damit umgehen können und keinerlei Schmerzen spürbar sind, sollten Sie zur nächsten Dilatorgröße wechseln und mit weiteren Größen trainieren. Das kann wirklich viel Zeit brauchen, seien sie gnädig mit sich. Wenn Pausen zwischen den Übungseinheiten entstanden sind – egal aus welchem Grund –, fangen Sie noch mal mit der kleineren Größe an.

Wichtig ist, dass Sie sich zu nichts zwingen, forcieren oder selbst überrumpeln und möglichst entspannt bleiben. Diese Übung kann aufregend sein und Ihnen einiges abverlangen. Manche Frauen bekommen vegetative Reaktionen wie Kälte, Hitze, Zittern, Übelkeit. Das macht nichts, das sind Angstreaktionen vom inneren System, welche nach einer Weile nicht mehr auftauchen. Sara beschreibt dies in Ihrem Erfahrungsbericht auf S. 133 sehr schön.

Üben Sie möglichst zwei bis viermal die Woche, jeweils ca. 15 Minuten. Es sollte gut in Ihren Alltag passen. Unter Stress sollten Sie nicht üben. Versuchen Sie, einen Raum für Ihre Übungen zu schaffen und diesen so regelmäßig wie möglich zu nutzen. So fällt es leichter dranzubleiben und Erfolgserlebnisse können sich einstellen. Schauen Sie aber auch, dass Sie sich an dem jeweiligen Tag wirklich dazu bereit fühlen.

Auf keinen Fall etwas mit Schmerzen einführen, es nützt nichts, wenn Sie versuchen sich selbst zu überrumpeln.

Die Menstruation ist für das Üben kein Problem. Sie können die Dilatoren auch während Ihrer Periode einführen. Manche Frauen sind in den ersten 2-3 Tagen etwas empfindlicher oder mögen die Vorstellung nicht, etwas einzuführen, während sie bluten. Seien Sie in dieser Zeit besonders achtsam mit sich und Ihrem Körper. Wenn es für Sie nicht passt während der Periode, dann manchen Sie einfach ein paar Tage eine Pause.

Wenn es irgendwann gut möglich ist, etwas in die Vagina einzuführen, könnte es interessant werden, mit den Vaginalkugeln zu experimentieren. Auch hier gilt: Lassen Sie sich Zeit bis Sie den Impuls haben und neugierig sind. Sogenannte medizinische Liebeskugeln oder „Yonieier" (Yoni ist die tantrische Bezeichnung für die Vagina) aus Halbedelsteinen gibt es in verschiedenen Größen.

Ein wichtiges Prinzip ist, dass das Vaginaltraining zu keiner Zeit schmerzhaft sein darf.

Wenn Sie sich Dilatoren kaufen möchten, finden Sie ein Angebot unter den Stichworten „Vaginismus und Dilatoren" im Internet. Schauen Sie sich die Bilder dazu an und wählen Sie ein Produkt, das Ihnen gefällt. Wenn Sie ein vertrauensvolles Verhältnis zu Ihrer Ärztin haben, können Sie sich ein Rezept für die Dilatoren geben lassen und dann versuchen, dass die Krankenkasse die Kosten übernimmt.

Im Anhang finden Sie Hinweise, mit welchen Dilatoren meine Klientinnen und ich gute Erfahrungen gemacht haben und wo Sie diese bestellen können (S. 170).

Das Aufnehmen des Penis üben

Mehr Infos über Ihren Körper und ihre Geschlechtsorgane, ein emotionales Aufarbeiten, das Beckenboden- und Dilatorentraining sind notwendige Vorbereitungen für den Geschlechtsverkehr mit dem Aufnehmen des Penis. Sollte sich vorher oder während Ihres Prozesses ein intimer Kontakt ergeben, bei dem Sie sich wohlfühlen, ist das selbstverständlich völlig in Ordnung. Es gibt keinerlei richtig oder falsch. Wichtig ist: Nichts erzwingen.

Für die ersten Annäherungsschritte ist es wichtig auszuprobieren, ob Sie und Ihr Partner sich wohler fühlen, wenn Sie oben sitzen oder unten oder auf der Seite liegen. Machen Sie ruhig „Trockenübungen". D.h. dass Sie beide ihre Unterhosen anbehalten. So brauchen Sie keine Angst haben, dass er „versehentlich" reinrutschen könnte. Da die Krämpfe beim Vaginismus unkontrolliert auftauchen, ist es wichtig, dass Sie alle Schritte kontrollieren können. Dann sind die Übungen hilfreich und stärken Ihr Sicherheitsgefühl. Auch hier gilt: Fordern Sie sich, aber überfordern Sie sich nicht.

Wenn die Anläufe zum Aufnehmen des Penis etwas holprig sind und mehrmaliges Wiederholen braucht, ist das normal. Verzweifeln Sie in dieser Phase nicht, bleiben Sie mutig dran und verfolgen Sie Ihr Ziel entschlossen weiter. Achten Sie darauf viel zu atmen dabei, damit Sie in der Aufregung nicht verspannen. Tauschen Sie sich mit Ihrem Partner darüber was passiert aus, z.B. wenn Unsicherheiten auftauchen, ob der Winkel stimmt.

Ob Sie erst ausprobieren wollen, den Penis einzuführen, nach einem Vorspiel und nur wenn Sie Lust haben, also Lust im doppelten Sinne, entscheiden Sie. Mit Erregung fühlt es sich einfach anders an. Der Penis kann auch eingeführt werden, wenn er weich ist. Dazu braucht es eine seitliche Scherenposition. Das fühlt sich erst mal nach

Gewurschtel an, was meistens lustig ist. Es ist schon ein großer Erfolg, wenn der Penis die ersten 1-3 cm in der Vagina war. Da können Sie sehr stolz auf sich sein. Wenn es dann gelingt ihn immer wieder etwas reinzulassen, wird auch das Vertrauen wachsen, dass er ganz reinpasst. Die Länge der Vagina ist kein Problem, sie dehnt sich bei Erregung aus. Es ist erstmal nicht wichtig, ob der Penis ganz drin ist. Entscheiden Sie ganz nach Ihrem Gefühl in dem Moment, wann Sie Ihren Partner einladen wollen, dass er sich etwas bewegen darf. Vielleicht wollen Sie sich erst vorsichtig etwas bewegen.

Wichtig ist, dass Sie noch die Regie brauchen und Ihrem Partner also eine „Gebrauchsanleitung" geben, was Sie sich wie in welcher Form vorstellen können. Es wird Ihnen mehr Sicherheit geben, wenn Sie zu dem Zeitpunkt die Kontrolle haben und nichts „zufälligerweise" passieren kann. So müssen Sie keine Sorge haben, dass Sie überrumpelt werden könnten. Vielleicht nehmen Sie den Penis selbst in die Hand, sodass er der Vagina erstmal Hallo sagen kann, sie sozusagen begrüßt.

Ich gebe keine Ratschläge, wie häufig das Aufnehmen des Penis geübt werden sollte. Ich finde das kontraproduktiv, die Lebenssituationen sind so unterschiedlich, dass es keinen Sinn macht, üben zu „müssen". Wenn die Partner z.B. gerade einen Konflikt haben, müde sind von der Arbeit o. ä. sollten Sie nicht üben.

Ich möchte Sie ermuntern, weiter zu experimentieren, wenn sie daran Freude haben. Meist ist die Situation am Wochenende entspannter als nach einem anstrengenden Arbeitsalltag. Nehmen Sie sich bewusst Zeit, damit Sie Fortschritte machen können. Es braucht immer wieder sehr viel Geduld, Mut und Durchhaltevermögen, damit es gelingen kann - von Ihnen und Ihrem Partner. Auch wenn es für ihn zeitweise Frust und Anstrengung bedeutet, wird auch er davon profitieren. Abgesehen von einer erfüllten Sexualität ist der Gewinn mehr Achtsamkeit, Bewusstheit und ehrliche Nähe.

Bei diesen Schritten können natürlich auch Momente von: „Ohh, ist das peinlich", auftauchen. Nehmen Sie es lieber mit Humor, das hilft, denn es gibt durchaus wirklich witzige (gemeinsame) Momente auf diesem Entwicklungsweg.

Für jeden Schritt, der geklappt hat, können Sie sich belohnen, z.B. mit einem besonderen Obst oder einem Blumenstrauß, den sie sich selber schenken, was immer Ihnen Freude macht - es muss ja nicht immer (darf aber natürlich) Schokolade sein.

Tampon einführen

Für die meisten Frauen ist es ein Schritt in ihre Weiblichkeit, wenn es ihnen gelingt ein Tampon zu benutzen. Für Frauen mit Vaginismus ist das oft nicht möglich und daher mit Ausreden behaftet. Wenn z.B. eine Freundin fragt „Gehst du morgen mit schwimmen", während sie ihre Periode haben, erfinden sie etwas, um nicht eingestehen zu müssen, dass Sie keine Tampons benutzen können. Daher ist es häufig ein großer Wunsch und das erste gesetzte Ziel, das Einführen eines Tampons hinbekommen zu wollen. Bevor Sie sich dieser Herausforderung stellen, sollten Sie die Beckenbodenübungen machen und so Ihren Beckenboden bereits besser kennen und wissen, wie Sie ihn entspannen können.

Entweder stellen Sie ein Bein auf einen Stuhl/ Badewannenrand oder besser, wenn Sie mit angewinkelten Beinen im Bett liegen. Wichtig ist, dass Sie sich sicher und wohlfühlen. Schauen Sie auch, dass Ihnen nicht kalt ist. Benetzten Sie nun den Tampon mit etwas Spucke, damit er etwas besser gleiten kann. Streifen Sie zunächst am Rand der Vulva entlang. Atmen Sie tief und ruhig ein und aus. Entspannen Sie den Beckenboden, wie Sie es geübt haben, bevor Sie versuchen ihn einzuführen. Auch hier gilt es sich Zeit zu lassen. Bei manchen Frauen sind die Reaktionen heftig, z.B. Schwindel und Übelkeit. Das alles darf dann vergehen, wenn öfter geübt wird. Lassen Sie gegebenenfalls längere Pausen zwischen den Versuchen.

Grundsätzlich: Auch wenn Sie diese Hürde unbedingt bald nehmen möchten: Probieren Sie es nicht zu früh und versuchen Sie Ihren Ehrgeiz im Zaun zu halten. Sonst ist es frustrierend, wenn es nicht klappt. Wenn Ihnen das Einführen des Tampons schließlich gelingt, haben Sie einen großen Meilenstein geschafft.

Selbstbefriedigung

Selbstbefriedigung ist für viele Frauen mit Vaginismus oder Schmerzen beim Sex kein leichtes Feld. Sie trauen sich nicht oder sind unsicher, ob sie sich überhaupt selbst befriedigen möchten und haben keine Lust sich mit ihrer Lust zu beschäftigen. Manchmal haben sie den Impuls dazu gar nicht entwickelt. Es besteht meist eine Scheu und teilweise Scham, sich selbst im Genitalbereich zu berühren und zu erkunden. Manche Frauen haben die Idee, dass der Mann schon weiß, was zu tun ist. Es kostet oft viel Überwindung und braucht Neugier sich selbst zu erforschen.

Dabei darf die Vagina wachgestreichelt werden und es gilt sich mit ihr vertraut zu machen. Welche Berührungen mag ich an den Vulvalippen und welche an der Klitoris? Was fällt mir überhaupt ein, was ich machen kann? Was bereitet mir Lust? Was steigert meine Lust? Es ist gut, wenn Sie sich dafür Zeit nehmen, um sich mehr kennenzulernen. Zunächst geht es nicht um Erregung, sondern eher um Erkundung.

Einstiegsmöglichkeiten

- Eine Einstiegsübung ist, vor dem Einschlafen eine Hand auf den Genitalbereich zu legen und die andere Hand auf das Herz (evtl. ein Kissen unterlegen, damit der Arm bequem liegt). Es gilt nichts zu tun, sondern „nur" hinzuspüren und zu atmen.

- Legen Sie beide Hände auf beide Brüste und atmen tief. Diese freuen sich über eine Energetisierung. Auch diese Übung ist gut vor dem Einschlafen im Bett.

- Legen Sie sich mit weit geöffneten Beinen hin und entspannen Sie sich, zunächst mit und dann ohne Unterhose.

- Legen Sie sich eine wohltemperierte Wärmeflasche zwischen die Beine - egal ob Rücken- oder Seitenlage. Dies lässt die Vagina durchbluten. Nehmen Sie wahr, wie sich das anfühlt. Wenn Sie in der Seitenlage liegen, ist es möglich das Becken etwas vor- und zurückkippen zu lassen. Das verändert die Druckpunkte, wo die Vulva Kontakt mit der Wärmeflasche hat.

- Machen Sie kleine Krabbelbewegungen mit den Händen auf Bauch und Schamhügel, vielleicht zunächst mit Unterhose. Oder Sie machen kleine Klopfbewegungen und zarte Schmetterlingsberührungen in dem Bereich. Wenn Sie rund 50-mal etwas kräftiger klopfen, „summt" danach der Knochen.

- Bringen Sie insgesamt Bewusstheit in Ihren Körper, spüren z.B. beim Duschen ganz bewusst hin, wie Ihre Hände mit der Seife über den Körper gleiten.

- Legen Sie beide Hände übereinander auf den Bauchnabel. Nun massieren Sie in kleinen Kreisen langsam Richtung Schamhügel/Genitalbereich. Dazu die Hände flach liegen lassen und die Haut ca. fünfmal kreisend etwas schiebend massieren. Dann etwas weiter runter mit den Händen, bis Sie die Hände über dem Schambein/Genitalbereich kreisen lassen. Vielleicht können Sie wahrnehmen, dass sich Ihre Schamlippen dabei mitbewegen.

Wie können Sie sich Ihr sexuelles Potenzial erschließen? Die Möglichkeiten der Selbstbefriedigung sind vielfältig und es gibt vieles zu entdecken, zu erforschen und zu spüren.
Geben Sie sich Zeit, sich selbst mit Liebe und Offenheit besser kennenzulernen.

Annäherung

Wenn Sie sich bereit fühlen, legen Sie Ihre Hand auf Ihren Genitalbereich. Entspannen Sie sich und legen dann einen Finger zwischen die Vulvalippen und lassen ihn dort ruhen.
Wenn das entspannt möglich ist, berühren Sie die linke oder rechte äußere Vulvalippe mit einem Finger. Lassen Sie diesen dann immer erst mal dort ruhen. Wenn es möglich ist für Sie weiterzugehen, können Sie die äußere Vulvalippe nun mit langsamen kreisenden Bewegungen massieren. Wenn Sie mögen, kann als Gleitmittel etwas Olivenöl oder Mandelöl benutzt werden. Oder Sie befeuchten Ihren Finger einfach mit Spucke. Ganz langsam und in Ihrem eigenen Tempo umkreisen Sie so mit kleinen Massagebewegungen Ihre ganze Vaginaöffnung. So erkunden Sie Ihren Intimbereich und sehen, ob Sie dabei entspannt bleiben. Kommt dabei Lust auf? Wiederholen Sie dies mehrmals über ein paar Wochen verteilt, bis sie ganz entspannt dabeibleiben können. Auch hier auf die Atmung achten. Und nun schauen Sie, was Ihnen selbst so einfällt dabei.

Falls Sie es schwierig finden sich selbst an der Vulva und der Vagina zu berühren, hilft es, wenn Sie versuchen dabei zu lächeln. So wird es im Gehirn positiv gespeichert und wird so zunehmend leichterfallen.

Es ist nie zu spät für guten Sex.

Wenn Sie die Fragen auf der nächsten Seite für sich ehrlich beantworten, können Sie viel über sich, Ihr Verhältnis zu Ihrem Körper und Ihrer Sexualität erfahren.

Fragen zur Selbstbefriedigung und Orgasmusfähigkeit

Wie geht es Ihnen dabei und was machen/spüren Sie eigentlich genau?

- Mögen Sie Ihren Körper? Fühlen Sie sich erotisch und attraktiv?
- Welche Gefühle bringen Sie ihrer Vagina entgegen?
- Wie nennen Sie Ihre Sexualorgane? Vagina oder Scheide? Oder einen anderen Namen, der evtl. eher kindlich ist wie „Muschi"?
- Befriedigen Sie sich regelmäßig selbst? Welche Abstände ungefähr?
- Warum machen Sie es?
- Wie bereiten Sie sich vor?
- Haben Sie Phasen, in denen Sie dazu einfach keine Lust haben und Selbstbefriedigung vergessen?
- Haben Sie sich noch nie selbst befriedigt? Warum nicht?
- Befriedigen Sie sich nur, wenn Sie schon Lust haben oder probieren Sie auch sich zu befriedigen, wenn keine Lust da ist?
- Wo sind Sie dabei gerne? Im Bett, i. d. Badewanne etc.?
- Wie stimulieren Sie sich? Nutzen Sie z.B. erotische Literatur, Pornos, um erregt zu werden?
- Was ist dabei Ihre Lieblingskörperhaltung? Eher Rückenlage, Bauchlage, sitzend o.a.?
- Gehen Sie insgesamt liebevoll mit sich um?
- Gehen Sie insgesamt eher mechanisch mit sich um?
- Spannen Sie Ihre Muskulatur an?
- Welchen Druck mögen Sie? Eher zart oder auch kräftiger?
- Benutzen Sie dabei Hilfsmittel? Z.B. einen Vibrator, ein Kissen, den Duschkopf oder nur Ihre Hand/Hände?
- Benutzen Sie gerne ein Gleitgel, Mandelöl o. Ä.?
- Wo genau berühren Sie sich? Nur an der Klitoris/Vulva/Vagina? Oder auch am ganzen Körper, Ihren Brüsten, Po etc.?
- Wie berühren Sie sich? Benutzen Sie einen oder mehrere Finger? In welcher Richtung bewegen Sie diese?
- Wie viel Aufmerksamkeit geben Sie Ihren Brüsten?

- Wiederholen Sie einen eingeübten Ablauf, oder haben Sie Lust neue Dinge auszuprobieren?
- Mögen Sie es, einen Finger in der Vagina dabei zu spüren, oder verweilen Sie lieber außen, um die Vulva herum?
- Haben Sie dabei eher einen schnellen oder langsamen Rhythmus?
- Halten Sie Ihre Beine/Bauch/Po etc. entspannt oder pressen Sie sie zusammen?
- Wie atmen Sie dabei? Eher flach oder tief? Durch den Mund oder die Nase?
- Stöhnen Sie auch, oder machen Sie andere Töne?
- Wie bewegen Sie Ihr Becken?
- Bewegen Sie Ihren Körper insgesamt dabei oder liegen Sie ganz ruhig?
- Wenn Sie sich bewegen, bewegen Sie Ihren Körper ganz leicht oder stark? Oder variieren Sie?
- Haben Sie dabei Fantasien?
- Verlieren Sie manchmal mittendrin Ihre Lust ? Und wie gehen Sie dann damit um?
- Woran denken Sie, wenn Sie anfangen und woran kurz vor dem Orgasmus?
- Wie lange lassen Sie sich insgesamt Zeit dazu?
- Ändern Sie immer etwas kurz vor dem Höhepunkt?
- Gelingt es Ihnen zum Orgasmus zu kommen? Immer, manchmal oder nie?
- Wie empfinden Sie Ihren Orgasmus? Stark, intensiv, flach?
- Machen Sie sich von Beginn an Druck, dass Sie unbedingt einen Orgasmus haben wollen oder gehen Sie entspannt so weit, wie es sich heute entwickelt und passt?
- Sind Sie zufrieden mit Ihren Orgasmen oder enttäuscht?
- Wie fühlen Sie sich danach? Im Körper und in der Seele?
- Wie lange schwingt das Gefühl, die Erregung noch nach?
- Lassen Sie sich Zeit zum Nachspüren, oder gehen Sie relativ schnell zu Alltagsdingen über?

Selbstbefriedigung sollte Freude und Genuss bereiten und es ist wichtig darauf zu schauen, dass möglichst kein Leistungsdruck entsteht.

Zum Thema Vibrator

Vibratoren lösen ein schnelles Reizmuster aus, d.h. es wird meist eine schnelle orgastische Entladung erlebt, die nur kurz befriedigend ist. Durch den schnellen Orgasmus wissen Frauen, dass sie „funktionieren" und das beruhigt sie. Manche finden einen Vibrator praktisch, eben weil es schnell geht und sie sich nicht anstrengen müssen. Sie kommen aber nicht wirklich ins Genießen, Fließen, Entspannen und Wahrnehmen des ganzen Körpers. Wenn Sie einen Vibrator benutzen, schauen Sie, was Ihnen guttut, was sich gut anfühlt. Entdecken Sie Ihre eigene weibliche Lust. Sich dafür Zeit zu nehmen, lohnt sich.

Lerne dich und deine Sexualität kennen.

Erfolgsbericht von Anna, 37, Betriebswirtin

Als sie in die Praxis kam, war sie 24 Jahre alt und BWL-Studentin. Äußerlich wirkte sie sehr attraktiv, selbstbewusst und war modisch gekleidet. Ihre Ziele für die Therapie waren, zu klären, warum sie Angst und Panik vor Sex (seit der Pubertät) hat, dass sie ihre Hemmungen überwinden und sich in ihrem Körper wohlfühlen möchte. Sie sagte, sie habe keine Vertrauensperson, mit der sie reden könne. Leider hatte sie in der Pubertät und als junge Erwachsene die Erfahrung gemacht, dass Dinge, die sie Freundinnen anvertraut hatte, „breitgetreten wurden" – wie sie es damals nannte. D. h. sie wurde von vertrauten Personen bloßgestellt.

In Ihrem Elternhaus war Sex ein Tabuthema, es gab viele Schamgefühle seitens der Mutter und sie fühlte sich nicht wirklich aufgeklärt. Ihre Kindheit beschrieb sie dennoch als sehr schön, mit einem guten Familiensystem und Zusammenhalt.

Alles rund um das Thema Sex war ihr extrem peinlich und es dauerte eine Zeit, bis sie auftaute und darüber sprechen konnte. Das Vertrauen wuchs langsam und sie hatte dann keine Angst mehr, dass ich sie bloßstelle, wie sie es früher leider erlebt hatte.

Da sie zu Beginn der Therapie noch Jungfrau war, war sie sehr unter Druck, dass ihr Partner, mit dem sie damals schon ca. drei Jahre zusammen war, bald nicht mehr mitmacht und sie verlassen könnte. Sie würden sich aber sonst sehr gut verstehen. Beim ersten Freund mit ca. 14. Jahren ging es nicht, dass er in sie reingleiten konnte. Sie war schon damals unter Druck, weil angeblich alle Freundinnen schon Sex (mit Eindringen) gehabt hätten. Sie erzählte es ihrer damals besten Freundin und diese erzählte es der ganzen Clique. Das war ihr peinlich und es kränkte sie sehr. Damals fing das Drama an.

Die Frauenärztin konnte sie nicht untersuchen. Nur auf dem Untersuchungsstuhl zu sitzen, löste Panik in ihr aus. Diese empfahl ihr dann, sich jemanden zu suchen mit dem sie darüber reden könne.

Nach der ersten Therapiestunde hatte sie Muskelkater, so sehr hatte sie sich, als sie über das Thema Sex sprach, angespannt. Ich riet ihr damals Yoga oder Feldenkrais zu machen, um ihr Körpergefühl für sich selbst zu verbessern und um Entspannung zu lernen. Sich selber genital zu berühren fand sie eklig und wenn ihr Freund ihren Busen berührte, fragte sie sich, was das soll. Sie spürte nichts. Ich habe ihr und ihrem Partner geraten, mit einem Sexverbot zu beginnen, also keinerlei genitale Berührung, was beide entlastete und so konnten sie lernen miteinander zu entspannen.

Allein das Wort Sex auszusprechen hat sie in der Anfangszeit Mühe gekostet. Sie hat dann angefangen im Internet über Vaginismus zu lesen und war erleichtert, weil ihr klar wurde, dass es viele andere Frauen gibt, die davon betroffen sind. Vorher hatte sie sich damit sehr alleine gefühlt. Immer wieder gab ich ihr Hausaufgaben mit, die auch hier im Buch beschrieben sind. Beckendotzen, sich selber am Po, Busen und genital zu berühren, Beckenbodentraining, Atemübungen etc. Sie kam dann langsam zu mehr Leichtigkeit und häufig flossen Tränen. Glücklicherweise machte der Freund gut mit. Bei ihrem Vaginismus waren besonders die Oberschenkel beteiligt, d.h. sie zitterten stark. Es brauchte eine lange Annährungsphase an ihre Schenkel, die immer wieder schnell in Stress kamen und zitterten, wenn ich sie berührte. Nur langsam gewöhnte Sie sich an Berührungen/ Massagen (mit Jeans). Nach und nach konnte sie immer mehr loslassen, vertrauen und sogar genießen. Das brauchte aber wirklich Zeit. Ihre Hausaufgaben waren damals, ihre eigenen Schenkel zu berühren und zu massieren.

Es hatte ihr als Kind niemand vermittelt, dass sie ihren Körper mögen darf. Als Kind empfand sie ihre Mutter als übergriffig oder „eindringend". Nun machte es ihr fast Spaß mit dieser zickig zu sein und zu merken, dass sie in der Pubertät viel zu lieb und angepasst gewesen war, um die Mutter zu schonen. So wollte sie z.B. nicht mehr dauernd von ihr „meine Kleine" genannt werden. Immer mehr lernte sie sich konstruktiv abzugrenzen, was ihr sehr guttat. Als wir mit dem „ Jelly-Fish" (S. 124) arbeiteten war sie erleichtert, dass sie es selber zulassen konnte zu zittern und auch aufzuhören, wann sie wollte. Vom Vaginismus kannte sie, dass die Beine vor lauter Stress so zitterten, dass sie es nicht kontrollieren konnte.

Zu der Zeit kam der Schmerz hoch, dass der erste Freund mit 14 Jahren in der Clique rumerzählte, dass sie nicht die „Beine breit gemacht habe". Das war eine große Beschämung und Stress für sie als Pubertierende. Jetzt konnte sie endlich wütend auf diesen „Scheißkerl" sein, der sicherlich selber unsicher und „tapsig" gewesen war oder ungeschickt agiert hatte.

Nackt sein in der Wohnung (es war Sommer) bzw. nur ein Tuch umbinden oder nackt schlafen (ohne Unterhose) war zu Beginn eine große Herausforderung. Mit der Zeit wurde es aber immer normaler und entspannter. Nackt Yoga zu machen kostete sie Überwindung, aber meist ging sie mit Neugier und ganz motiviert daran. Die Motivationslöcher kamen erst später. Nach circa. fünf Monaten war ihr es möglich Tampons zu benutzen. Das hat Sie sehr erleichtert und sie war richtig stolz auf sich. Es hatte einige Anläufe gebraucht, bis das möglich wurde.

Da sie auch Prüfungen hatte und von der Firma übernommen wurde, war sie teilweise sehr im Stress und kam immer mal wieder bis zu drei Monate nicht in die Therapie. Erst danach haben wir daran gearbeitet, dass sie endlich ihren Frust und ihre Wut auf diesen ersten Freund wirklich zulassen und auch körperlich ausdrücken konnte.

Zu der Zeit war sie oft traurig, weil so viele Paare um sie herum heirateten und Kinder bekamen und sie sich so weit davon entfernt fühlte. Andererseits traute sie sich, den Penis ihres Freundes mal anzuschauen und auch sich selber mehr an der Vulva und Vagina zu berühren. Den Finger in die Scheide einzuführen löste damals aber noch Schwindel aus.

Dann kam die Phase, wo sie anfing mit den Dilatoren zu üben, teilweise hat sie auch Möhren benutzt, weil es ihr nicht so steril vorkam. Es war ein Hin und Her. Mal ging es, mal wieder nicht, was sie extrem frustrierte. Aber mit der Zeit wurde es zunehmend leichter. In dieser Phase wurde sie neugieriger und hat angefangen sich selber kennenzulernen und sich zu befriedigen. Zuerst lag sie dazu in der Badewanne und verwöhnte sich so, wenn der Freund auf Geschäftsreise und sie alleine in der Wohnung war. Ihre Angst vor Sex wurde langsam weniger und sie erlebte mit dem Freund auch zunehmend lustvolle Begegnungen, die aber ohne Endringen waren. Allerdings durfte der Penis jetzt schon mal an der Vagina „hallo sagen und anklopfen".

Dann haben wir mit ihrem inneren Horrorbild gearbeitet und sie hat sich getraut es zu Hause zu malen: Sie sah sich in einer großen Blutlache liegen, auf einem ansonsten weißen Laken, nachdem der Freund das erste Mal eingedrungen war. Das war ihr total peinlich und es war für sie klar, dass der Freund dann fliehen würde. Mir dieses Bild zu zeigen war sehr emotional, so viele Tränen, so viel Kummer. Sie konnte dies dann kreativ umwandeln und hat sich viel mit der Farbe Rot beschäftigt und sich damit angefreundet. Eine Hausaufgabe war, rote Unterwäsche zu kaufen und auch zu tragen, eine rote Kerze, rote Blumen etc. Auch hat ihr die Vorstellung geholfen, dass alle Frauen auf der Welt Periodenblut kennen und es zeigt, dass der Körper gesund ist und normal funktioniert. Später malte sie noch andere Bilder mit der Farbe Rot. Ihre Angst davor auszudrücken war hilfreich. Ein rotes „Freudebild" hat Sie mit viel Überwindung dann ihrem Freund gezeigt und erzählt, was es für sie bedeutet. Es hat wunderbar darauf reagiert und sie war sehr erleichtert. Insgesamt hat sie durch die Atemübungen und Massagen immer mehr gelernt, wie sich ein entspannter Körper anfühlt.

Eine ihrer Aussagen damals war: „Sex könnte mein neues Hobby werden". Sie hat mehr ausprobiert und fand es immer schöner und traute sich auch mit ihrem Freund zu reden und ihm zu sagen, was ihr Lust bereitete. Sie wurde immer lockerer bei dem Thema. Zu der Zeit kam dann aber der Druck von außen: So fragte ihre Oma, wann sie denn diese „wilde Ehe" beenden und endlich heiraten würde. Sie vermutete, dass ihr Freund nicht „die Katze im Sack" kaufen und erst „richtigen" Sex haben wollte, bevor er sie heiratete. Nach außen zu den Freunden und Freundinnen war es immer noch so, dass niemand von ihrem Geheimnis wusste, nur der Partner und ich. Sie spielte also eine Art Rolle, weil sie den Schein wahren wollte und alle sie als zunehmend erfolgreich im Job wahrnahmen und dachten, sie hätte eine „ganz normale Beziehung".

Ihr Perfektionsdruck im Job wurde immer stärker und ihr Chef forderte sie sehr. Sie fing an sich mehr und mehr zu beobachten, bei was sie sich sonst noch Druck machte, also nicht nur beim Thema: „Ich muss jetzt endlich richtig Sex haben können".

Sie konnte mittlerweile zulassen, dass ihr Freund circa vier Zentimeter in sie eindringen konnte. Und ihr Plan war, zehn Tage durchzufeiern, wenn „es" klappt. Darauf würde sie sich schon freuen. Die zwei hatten Spaß im Bett und haben weiter geübt. Es gab aber auch immer wieder Frustphasen, weil es einfach nicht weiterging, es nicht möglich war, ihn reinzulassen. Sie krampfte, wenn er eindringen wollte und hatte dann wochenlang keine Lust mehr auf Sex. Nach diesen Durchhängern stieg sie wieder ein und fing wieder mit den Möhren zu üben an. Sie war froh, als es immer besser ging, diese einzuführen. Als es geklappt hat, eine dicke Möhre das erste Mal tief einzuführen, hat sie vor Erleichterung geweint.

Dann hat ihr Freund ihr einen Heiratsantrag gemacht. Sie war überglücklich und strahlte. Dass er sie „trotzdem" will, berührte sie sehr und hat ihr Vertrauen gestärkt. Sie hatten eine große Hochzeit mit viel

Aufwand, toller Location und alles war richtig schön. Auf der Hochzeitsreise kamen sie dann nach den ganzen Vorbereitungen und zusätzlichem Stress im Job endlich zur Ruhe und konnten da das erste Mal miteinander schlafen. Sie haben beide geweint vor Erleichterung und dann zusammen getanzt und gelacht und sich sehr gefreut - endlich, endlich, endlich! Sie war so stolz und ihre Aussage „wie wenn Tonnen von meinen Schultern geplumpst wären" spricht für sich. Sie meinte Wochen später, dass es ein großer Zugewinn an Lebensfreude sei, weil sie sich nicht mehr dauernd damit beschäftige, warum sie es nicht kann.

Heute, mit 37 Jahren, schreibt sie:

„Ich bin nicht mehr verheiratet und auch nicht mehr in Stuttgart. 2016 habe ich mich von meinem Mann getrennt. Ich kann nicht sagen, dass es am Sex lag, es gab viele andere Gründe. Ende 2018 habe ich dann einen kompletten Neustart gemacht. Den Job geschmissen bzw. gewechselt, den Wohnort gewechselt, alte Zelte komplett abgebrochen. Mittlerweile lebe ich in Hamburg mit einem neuen Mann und es ist einfach nur schön.

Das Thema Druck beschäftigt mich immer wieder, es hat mich seit meiner Jugend begleitet. Es fing beim Vaginismus an und färbte auf viele Lebensbereiche ab. Ich muss, ich muss, ich muss. Seitdem ich bei Ihnen gelernt habe loszulassen, mich fallen zu lassen, zu vertrauen, vor allem mir zu vertrauen, geht es mir deutlich besser. Mein neuer Freund weiß nichts von meiner Vorgeschichte. Ich muss es ihm auch nicht erzählen, weil es nichts mehr mit uns zu tun hat. Wir haben ein schönes Sexleben, ohne Druck, dass es funktionieren muss. Ich denke nicht mehr daran mich zu verkrampfen und ich verkrampfe auch nur ganz selten. Da muss ich wirklich einen schlechten Tag haben. Und selbst wenn es so ist, dann ist es so. Dann klappt es halt nicht. Egal. Dann lachen wir drüber und Ende. Keine Diskussion, kein Traurigsein. Gar nichts.

Rückblickend ärgere ich mich, dass ich mir nicht früher Hilfe geholt habe. Jahrelang habe ich es mit mir rumgetragen und vertuscht, mit niemanden drüber gesprochen. Anfangs nicht mal mit meinem damaligen Freund. Ich dachte irgendwann geht das schon, klappt das schon, muss es klappen. Dass sich dadurch immer mehr Druck angestaut hat, wollte bzw. konnte ich nicht sehen. Und dass es dann noch mal fast die gleiche Zeit dauerte, um den Druck wieder loszuwerden, hatte ich auch nicht kommen sehen. Manchmal denke ich, was für eine verschwendete Zeit. Hätte ich mich eher jemand anvertraut und hätte ich mir eher Hilfe geholt, wer weiß, wie es heute wäre?! Aber der Gedanke ist auch schnell wieder weg. Ich war damals irgendwie eine andere Person, und irgendwie auch wieder nicht bzw. war das „damals" eine andere Person. Ich bin so viel stärker und mutiger geworden. Ich löse meine Probleme direkt, ohne sie lang aufzuschieben. Ich geh viel offener mit Problemen und auch mit dem Thema Sex um. Ich vertraue wieder und das ohne Wenn und Aber.

Ich habe eine richtige „Transformation" durchgemacht. Eigentlich zweimal. Einmal als ich mich von einer eigentlich glücklichen Jugendlichen in die Enge hab treiben lassen und mich total zurückgezogen hatte. Und dann wieder der Kampf da raus, um genau die glückliche Person zu werden, die ich eigentlich bin. Ich bin ein von Grund auf positiver Mensch, nur gab es leider viel zu viele Jahre, wo ich den Teil nicht mehr kannte.

Ich habe viel bei Ihnen gelernt, mich hat viel geprägt, was wir besprochen und geübt haben. Das wird mir jetzt noch mal klar. Von daher sage ich gerne noch mal DANKE!"

Über mich

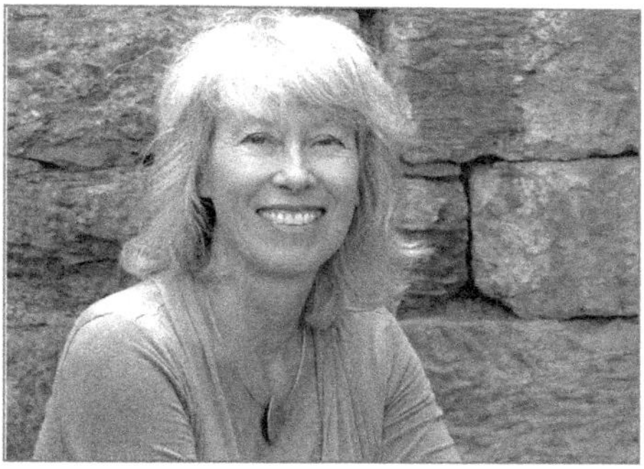

Ich arbeite mit Biodynamischer Körperpsychotherapie und bin Heilpraktikerin (Psychotherapie), geboren 1961. Seit 1990 bin ich in eigener Praxis tätig und habe mittlerweile 31 Jahre Berufserfahrung, davon 16 Jahre als Sexualtherapeutin. Meine Ausbildung in Biodynamischer Körperpsychotherapie erhielt ich bei Gerda Boyesen und deren Team. Ich absolvierte das von Willem Popelliers entwickelte Training „Sexual Grounding Therapy (SGT). Zusätzlich wurde ich von Madhuma Obholzer-Jost zur Sexualtherapeutin ausgebildet. Mit ca. 27 Jahren hatte ich mit meiner eigenen Yogapraxis begonnen und einige Jahre Gymnastik für Frauen unterrichtet. In den vielen Praxisjahren ist mein Repertoire an wirksamen Übungen stetig gewachsen. Sie stammen teilweise aus dem Yoga, teilweise habe ich sie in einer meiner Ausbildungen gelernt und zum Teil habe ich sie selbst entwickelt.

Meine ganzheitliche Vorgehensweise führt diese Körper-, Atem- und Selbstreflexionsübungen zu einer einzigartigen und hilfreichen Kombination zusammen.

Frauen auf ihrem Weg in eine erfüllte Sexualität zu unterstützen ist mein großes Anliegen.

Ich bin Mitglied in den beiden Berufsverbänden: Gesellschaft für Biodynamische Psychologie und Körperpsychotherapie e.V. (www.berufsverband-biodynamik.de) und der Deutschen Gesellschaft für Körperpsychotherapie DGK e.V. (https://koerperpsychotherapie-dgk.de/)
www.schmidt-therapie.de, https://www.vaginismus-heilen.de

Hilfreiche Links und Buchtipps

Therapeutinnensuche:

https://sexualtherapie.therapeuten-im-netz.de/

Institut für Sexualpädagogik (z. B. Genitalmodelle)
https://www.isp-sexualpaedagogik.org/service/materialboerse/

Beckenbodenphysiotherapeutinnen:
https://www.ag-ggup.de/therapeutenliste-beckenboden/
https://www.tanzberger-konzept.de/liste-fachpersonal

Die Homepage von „Lilli" aus der Schweiz, die viele Fragen zum Thema Sexualität behandelt.
https://www.lilli.ch/geschlechtsregion_frau_reisetipps

Vulvodynie – Eine kaum erforschte Erkrankung | Frau TV | WDR
https://www.youtube.com/watch?v=T77fjHNlw0U

Vulvodynie Forschung – Ergebnisse einer online Untersuchung mit 143 Betroffenen
https://www.youtube.com/watch?v=u-d0QETEHfQ

Filme zur Klitoris:
https://www.youtube.com/watch?v=tndayHlyyEs&t=3s
https://www.youtube.com/watch?v=q_5Qb8iN92k&t=3s

Video zur Vagina von Susan Surber. Sie hat viele Videos erstellt, wo sie gut und natürlich die Dinge rund um die weibliche Sexualität und auch Anatomie erklärt: https://www.youtube.com/watch?v=ioqjQbGOtWw

Dokumentation über die Vagina und Klitoris
https://www.3sat.de/wissen/wissenschaftsdoku/vulva-und-vagina-neue-einblicke-in-die-weibliche-lust-100.html

Beckenboden ist wichtig für Sex, von Hanna Krohn:
https://www.youtube.com/watch?v=70IVSIY26mg&t=2s
„Viva la Vulva“ Gipsabdrücke von Vulvas:
https://www.youtube.com/watch?v=WzReft9aDEw
Vulva Ausstellung https://www.youtube.com/watch?v=AuVbdyTh_QQ
Fotos von Vulvalippen: https://natalieuhlmann.com/vulva-projekt-album/
Schamlippenvielfalt: https://www.youtube.com/watch?v=S7rirZN_9d8

Klitorismodell aus Stoff:
https://www.paomi.de/shop/weibliche-aufklaerungsmodelle/?p=1

Facts über das Hymen (Jungfernhäutchen)
https://www.youtube.com/watch?v=dbCByJ95QQ0
https://www.youtube.com/watch?v=R2RmFoLxp9U&t=1s

Körperübungen – Videos zum Mitmachen:

Beckenschaukel im Sitzen
https://www.youtube.com/watch?v=KAM91v0U4mY

Beckenschaukel in der Reiterstellung
https://www.youtube.com/watch?v=3vfEcPjd4rY

Beckenschaukel im Liegen
https://www.youtube.com/watch?v=cTSgPfGdecI

Psoas dehnen (Seelenmuskel)
https://www.youtube.com/watch?v=JCDDvROrA9A

Yoga Hüftöffner
https://www.youtube.com/watch?v=5L0WUcbwMtc
https://www.youtube.com/watch?v=LCFrL_rJ510 (eher für Fortgeschrittene)
„Warum der Psoas-Muskel so wichtig für dein Wohlbefinden ist“
https://www.youtube.com/watch?v=dw90TB5dM4s&t=1s

Videos für Körperübungen

https://www.youtube.com/watch?v=KQ06Y0_dy-E
Yoga für den Beckenboden
https://www.youtube.com/watch?v=9bpgNE62Wd0
Yoga Faszien Flow für den Beckenboden
https://www.youtube.com/watch?v=oqpsX7Feq2A

Körperübungen für die Traumaheilung TRE®, neurogenes Zittern
https://www.niba-ev.de/literaturliste/koerpertherapie.php,
Forum der Bioenergetischen Analyse, Herausgeber NIBA e. V., David Berceli

In diesem Video können Sie die korrekte Durchführung der neurogenen Zitterübungen (mit kleinen Abweichungen) gut erläutert sehen
https://www.youtube.com/watch?v=UWTBb_qJd7s

Was ist TRE®? Trauma Releasing Exercises –
Zittern als Antwort auf Stress und Trauma
https://www.youtube.com/watch?v=50z27Ziw8yE

Sexualtherapeutinnen

Notburga Fischer: https://www.mann-frau.com/

Diese drei Frauen haben gute Erklärvideos im Netz zum Thema Sex:
Ann-Marlene Henning: https://doch-noch.de/
Hanna Krohn: https://hannakrohn.de
Susan Surber: https://bewusstesliebesleben.de/susann-surber/

Verhütung und andere interessante Infos, Diaphfragmaerklärung:
https://www.familienplanung.de/verhuetung/verhuetungsmethoden/diaphragma-co/diaphragma/

Weitere Infos

https://hannakrohn.de/was-ist-vaginal-steaming-und-wofuer-kannst-du-es-nutzen

www.pelvina.de, die App zum Runterladen – Übungen und Infos zum Beckenboden, unterstützt und finanziert von den Krankenkassen.

https://www.vielma.at
„Vielma bietet praxiserprobte sexualpädagogische Materialien und Modelle für Workshops, Unterricht, Beratung, Aufklärung, Projekte, Trainings und Fortbildungen."

Buchtipps

. Zeit für Weiblichkeit: Der tantrische Orgasmus der Frau, Diana Richardson, Innenwelt, 2020
. nackt. Das Körper-Versöhnbuch für Frauen, Katrin Jonas, Innenwelt, 2019
. Reifestufen der sexuellen Liebe, Notburga Fischer, Innenwelt, 2018
. Cooler Sex, das Handbuch für ein richtig gutes Liebesleben, Diana Richardson und Wendy Doeleman, Innenwelt, 2015
. Vagina: Eine Geschichte der Weiblichkeit, Naomi Wolf, Rowohlt, 2019
. Hand drauf! Ein Plädoyer für die weibliche Masturbation, Gianna Bacio, Komplett Media, 2018
. Coming Soon: Orgasmus ist Übungssache, Dania Schiftan, Piper, 2018
. Make Love: Ein Aufklärungsbuch, Ann-Marlene Henning, Goldmann, 2017
. Auf den Schwingen weiblicher Sexualität: Eine Liebesschule für Frauen, Doris Christinger, Piper, 2010
. Das Tor ins Leben: Weiblichkeit pur – Über Formen und Farbvielfalt der Vulva – „Ein sehr ungewöhnlicher Bildband, in dem auf je einer Seite sehr deutliche Nahaufnahmen weiblicher Intimbereiche wunderschönen Naturfotografien gegenübergestellt werden. Die Anblicke des „Tors zum Leben" sind sehr ästhetisch von einer Frau für Frauen fotografiert."

Grit Scholz, LebensGut Verlag, 2007

- Frauenkörper – Frauenweisheit: Wie Frauen ihre ursprüngliche Fähigkeit zur Selbstheilung wiederentdecken können, Dr. med. Christiane Northrup, ZS, 2017
- Pussy Yoga: Das Beckenbodentraining für ein erfülltes Liebesleben, Coco Berlin, Komplett Media, 2020
- Klär mich auf: 101 echte Kinderfragen, Katharina von der Gathen | Anke Kuhl, Klett Kinderbuch, 2014

Yogamatte

Wenn Sie sich für die Übungen eine Yogamatte kaufen, wählen Sie sie sorgfältig aus. Meine Lieblingsmatte ist aus Kork. Sie ist schön warm und angenehm, leicht, riecht absolut nicht und ist trotzdem rutschsicher, da sie eine TPE-Unterseite hat.

Dilatorenmodelle

- „Medizinische Dehnungsstifte" von Vagiwell® Dilators – Ein Set mit fünf Stiften in unterschiedlichen Größen und Farben, kostet ca. 90 €.
- Inspire Silikon Dilator, fünfteiliges Set aus rosa Silikon für ca. 60 €, sie sind etwas gebogen und haben einen Ring am Ende.
- FMS – Dilatoren Set, sie sind aus bruchsicherem Glas, in vielen Größenabstufungen, für ca. 70 €.
- AMIELLE Comfort Set 15 – 35 mm Durchmesser, fünf verschiedene Größen in weiß aus Kunststoff, für ca. 52 €.
- Milli Expandable Dilator in Fliederfarbe aus der USA, Größe von 15 mm bis 40 mm, optional mit niedriger und hoher Vibration.
- Vagi Wave aus England, ist wie eine Welle geformt und dazu gedacht, ihn über Nacht in der Vagina zu lassen.

Von Vaginismus betroffene Frauen

https://www.vaginismus-selbsthilfe.de/

https://vaginismus-blog.com/vaginismus-heilen-ein-ganzheitlicher-ansatz
https://www.vaginismus-erfahrung.de/

Interview mit Sabine Schmidt auf Youtube

Wenn der Körper nein sagt. Vaginismus verstehen und heilen
https://www.youtube.com/watch?v=FrREyCFAkN0

Websites von Sabine Schmidt

https://www.vaginismus-heilen.de
und
https://www.schmidt-therapie.de

Instagram:

https://www.instagram.com/vaginismus_verstehen_u._heilen/

Danke

Sehr gerne bedanke ich mich bei allen Klientinnen, die sich auf ihren Entwicklungs- und Heilungsprozess eingelassen, meine ihnen nahegelegten Hausaufgaben meistens auch gemacht und sich mit dem Thema tief eingelassen haben. Mit jeder Frau, die mit diesen Schwierigkeiten in meine Praxis kommt, kämpfe ich mit und freue mich, wenn sie es geschafft hat zu einer erfüllte Sexualität zu finden. Jedes Mal lerne auch ich weiter dazu, es gibt so viele Facetten und Nuancen, warum es zu diesen Problemen kam und was es braucht um heil zu werden. Herzlichen Dank für ihr Vertrauen.

Danke auch an die vier ehemaligen Klientinnen (deren Namen im Text selbstverständlich geändert wurden), die auf meine Anfrage hin bereit waren ihren erfolgreichen Weg aufzuschreiben, um damit anderen Frauen helfen zu können. Es hat mich berührt, dass sie mir vertraut haben, obwohl das Buch damals ja erst in den Kinderschuhen steckte.

Danke auch an Jivana Werner vom Innenwelt Verlag, dass sie so flott zugesagt hat, dieses Buch zu veröffentlichen. Bereits im ersten Telefonat sagte sie „Ja, ein wichtiges Tabuthema, das machen wir". Die Zusammenarbeit hat wunderbar geklappt und ich bin dankbar, dass mein Buch im Innenwelt Verlag erscheint.

Danke auch an meine Lektorin Anne Petersen vom Innenwelt Verlag, die sich mit großem Interesse und voller Begeisterung auf das Thema eingelassen und meine Texte nochmal schön durcheinandergewirbelt hat, damit es insgesamt für Sie als Leserin noch runder wurde.

Danke auch an meine ehemalige Yogalehrerin Sonja Hradetzky, www.sonja-hradetzky.de, die auf meine Anfrage, ob sie das Yogamodell sein möchte, sofort zugesagt hat.

Danke auch an Rosalie Kummer, die Fotografin der Körperübungen, die ich seit über 33 Jahren kenne. Die erste Serie von Fotos waren ihr nicht gut genug. Und so haben wir bei einem zweiten Termin im Freien vor der Staatsgalerie Stuttgart, diese wunderbaren Fotos machen können.

Danke auch an meine Nichte Nisa Körner, welche die drei Bilder des Beckenbodens gezeichnet hat, damit Sie es gut erkennen können.

Danke auch an meinen Patensohn Benjamin Koch für die Erstellung diverser Grafiken. www.greenleaf-vision.com

Danke auch an www.ac-physio.de für die Genehmigung zur Abbildung der Grafik der Anatomie der Organe im Becken.

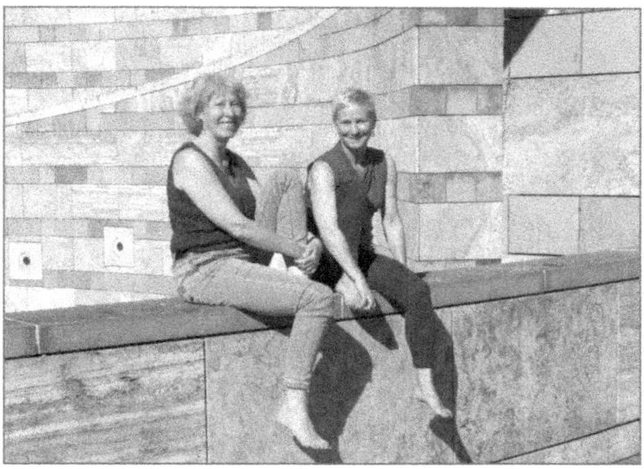

Sabine Schmidt & Sonja Hradetzky beim Fotoshooting